Missing

una investigación

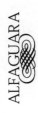

Alberto Fuguet

Missing
una investigación

ALFAGUARA

© 2009, Alberto Fuguet
© c/o Guillermo Schavelzon & Asoc. Agencia Literaria
info@schavelzon.com
© De esta edición:
2009, Aguilar Chilena de Ediciones S.A.
Dr. Aníbal Ariztía, 1444
Providencia, Santiago de Chile
Tel. (56 2) 384 30 00
Fax (56 2) 384 30 60
www.alfaguara.com

ISBN: 978-956-239-684-4
Inscripción N° 178.719
Impreso en Chile - Printed in Chile
Primera edición: septiembre 2009

Diseño:
Proyecto de Enric Satué

Diseño cubierta:
Ricardo Alarcón Klaussen

© Foto portada: *Carlos Patricio Fuguet García*,
fotografiado por Jaime Fuguet Jover,
Los Ángeles, California, 1975.

www.albertofuguet.cl
www.cinepata.com

Este libro tuvo varios padrinos/madrinas que me apoyaron, estimularon, incitaron, acompañaron,
leyeron, opinaron e insistieron. Gracias entonces a Sergio Paz, Marcela Serrano y René Martín.
Y a Alejandra Hoeschstadler-Inostroza, Edmundo Paz-Soldán, Alfredo Sepúlveda y Diego Salazar.
También a Francisco Ortega y Alejandro Aliaga por leerme con lápiz. Thanks también a Luis Felipe Merino,
Rosario Caicedo, Héctor Soto, Mauricio Contreras, Paula Escobar, Julio Villanueva-Chang y al diseño de
Ricardo Alarcón. Este libro no se podría haber escrito ni investigado si no hubiera sido por la
complicidad y ayuda de mi padre, de mi madre y de mi abuela Raquel García. Gracias a Andrea Viu,
la mejor editora del planeta, por creer y jugársela de nuevo por mí.

a Michelle Fuguet

Si el lector lo prefiere, puede considerar el libro como obra de ficción. Pero cabe la posibilidad de que un libro de ficción arroje alguna luz sobre las cosas que fueron contadas como hechos.

ERNEST HEMINGWAY
del prólogo de *París era una fiesta*

Soy un perdido y la Jime igual y lo peor es que nadie nos busca. Porque mi familia es de esa gente que busca las cosas perdidas, pero jamás la fruta ni la plata ni los parientes... Ellos creen que uno se pierde adrede y quieren obligarlo a encontrarse.

MARCELA PAZ
Papelucho, Perdido

Puede que algunos piensen que estás perdido, pero no eres tan débil como creen.

RAY LORIGA
Héroes

Saber los secretos de otra persona resulta horrible, pero no existe otro camino para conocerla. Es difícil determinar de antemano qué es preferible evitar, si conocer los secretos de los demás o resignarse a no conocer de verdad a nadie.

RUSSELL BANKS
La deriva continental

*Very early you come to the realization that nothing will ever ta-
ke you away from yourself.*

RICHARD FORD
The Sportswriter

*If I could start again / A million miles away /
I would keep myself / I would find a way.*

TRENT REZNOR / NIN
Hurt

*Every family has a story that it tells itself —that it passes on to
the children and grandchildren—. The story grows over the years,
mutates; some parts are sharpened, others dropped, and there is
often debate about what really happened. But even with these
different sides of the same story, there is still agreement that this
is the family story. And in absence of other narratives it becomes
the flagpole that the family hangs its identity from.*

A.M. HOMES
The Mistress's Daughter

I. Escondido a pleno sol

escribir la historia

El cine es escape, al escribir se escapa, leyendo quizás también.

Esos han sido mis escapes, las formas como me he perdido: primero viendo, leyendo; luego escribiendo, filmando, creando. Tratando de controlar vía la invención el caos externo. Creando tengo poder, creando me siento seguro, creando soy mejor persona porque siento que puedo salirme por un rato de mi mente, un lugar, por lo demás, donde me siento en extremo cómodo. No he tenido que perderme porque he podido construirme mi propio planeta y poblarlo con mi gente, decorarlo con mi estética. Es altamente probable que este planeta tenga mucho que ver con mis rasgos autistas y con mi incapacidad para relacionarme con la gente, pero no reclamo; al revés, lo celebro. Me siento afortunado. El ser escritor, ser considerado por los demás como uno o incluso como un artista (por pocos, es cierto) ha sido mi bendición. Ha sido mi pasaporte —mi pase— para estar solo, para que no me molesten; la excusa perfecta para que no me llamen, no me interrumpan, para que crean que no vivo acá, para perderme y no tener que intentar ser igual al resto. Un escritor puede ser raro, puede vivir en su cabeza, no tiene —no debe— vivir igual que los demás.

Mi tío Carlos Fuguet no era un artista, no era escritor y no me cabe duda que tenía que zafar.

Huir.

Escapar.

No quería ojos conocidos mirándolo u opinando.

Mi tío se perdió, pero se perdió de verdad.

Nada de arte, nada de metáforas.

Nada de transferencias vicarias.

Uno se puede perder de muchas maneras estando a plena luz, pero perderse de verdad, quemar las naves, desaparecer, es otra cosa. Es, dentro de todo, un acto de gran valentía o todo lo contrario. No lo sé, no lo he hecho, no lo haré. Es, sin duda, ese tipo de acto impulsivo que termina marcándote para toda la vida.

Hay gente que toma un camino y ese camino no tiene retorno, incluso si intenta dar marcha atrás. Uno tiene pocas oportunidades para salvarse pero aún menos para perderse, para equivocarse. Basta un gran error, una decisión precipitada, un ataque de rabia u ofuscación, para que todo se venga abajo y ya no puedas arreglar el error que cometiste. Se puede jugar con fuego pero cuando se juega con el destino hay serias posibilidades de quemarse.

Recuerdo una cinta que protagonizó y dirigió James Caan, que vi en el cine Metro de la calle Bandera, llamada *Hide in Plain Sight*. Acá se llamó *Por justicia propia* y duró, quizás, una semana en cartelera. Me acuerdo de ese título y cómo me impresionó. Yo por esa época tenía la mala costumbre de los bilingües de reclamar internamente por la traducción. *Escondido a pleno sol* o *Perdido entre tanta gente*, pensé que podría haberse llamado. Yo tenía como dieciocho años, dieciocho y un par de días. Licencia para conducir recién inagurada. Mi tío ya se había perdido una vez y ahora estaba, por esa época, en una cárcel de California. Esa tarde choqué el auto por recoger unos casetes. Choqué el auto de mi mamá, en Vespucio al llegar a Kennedy. No sé cómo la llamé. ¿Cómo se comunicaba la gente antes de los celulares? Quizás la llamé desde uno de esos almacenes del primer piso de alguna de esas torres cercanas. No sé. Sé que llegaron los pacos. Llegó ella. Tuvimos que pagarle al otro auto, todo mal. Mi mamá se volvió a la oficina y yo me sentía humillado, con pena, decepcionado de mí, de mi supuesta adultez y de mi libertad puesta en jaque, en duda.

Me subí a una micro y partí al centro. Al cine. Al cine Metro de la calle Bandera. Vi la cinta. Éramos como cuatro. Siempre veía películas solo. *Hide in Plain Sight* no era acerca de perderse, pero sí de esconderse, esconderse a plena luz. Caan es un tipo cuya ex mujer se «esfuma» del planeta porque entra en el Witness Protection Program del FBI: si hablas, te protegemos y te damos una nueva identidad y debes partir de nuevo. Partir de nuevo. Ella parte de nuevo y desaparece con su nueva pareja pero, de paso, se lleva a sus hijos. Caan los quiere encontrar. Yo sólo quiero seguir. Seguir y tener más tiempo. Casi toda la gente que conozco quiere lo de la ex mujer de Caan: partir de nuevo, enmendar.

Pienso: esto le pasa a casi todos, ¿no?

¿A quién le resulta, quién realmente está contento y satisfecho? Lo que sucede es que para muchos aquello en que se convirtieron no está mal. A veces es más o es muy distinto, pero no tiene nada que ver con el plan original. Viraron en cierta esquina pero al final el camino resultó lleno de sorpresas.

¿Qué pasó con Carlos, con mi tío?

¿Por qué se perdió?

¿Dónde estás?

¿Estás?

Por primera vez estoy escribiendo un libro *para* la familia más que *acerca* de la familia. Un libro pensando en conectar a la familia más que un libro para poder huir de ella.

Escribo esto para que no haya sido en vano.

No ha sido vano, pase lo que pase, quede como quede.

Dicen que el tiempo lo cura todo; yo creo que es el olvido, olvidarse a propósito, sin querer, o a medias pero olvidar, olvidarse, hasta que no duela.

La idea de este libro es justamente recordar. Es lo que me toca, es mi trabajo, la razón quizás por la que vine a la Tierra, mi misión: soy el escritor de la familia, la oveja negra de la cual están orgullosos y a la vez temen, el que les ha dado alegría y pena, el que provoca odios y asco y temor, el que habla poco pero publica mucho, el que sintió que las peores críticas a sus primeros libros venían de adentro, sobre todo cuando nadie los leía o los leían pero no me comentaban nada. Soy el que no olvida, o no quiere olvidar o no puede. El que desea saber más. Sé que ya he ventilado muchas cosas o he ajustado cuentas a través de la ficción. De alguna manera soy un traidor, pero también sé que esos mismos libros, que quizás dolieron, también trayeron «la alegría de la notoriedad».

A esto me dedico: a contar historias, a vivir a través de otros, de personajes que no existen, a proyectar, a entender, a tratar de que otros puedan conectar, subrayar, completar lo escrito. Hay profesiones peores y, por lo tanto, estoy agradecido; pero sé también que, en este caso particular, a diferencia de otros libros, quizás algunas cosas van a dolerle más a mis más cercanos. Les pido aquí, por escrito, perdón. Les pido comprensión. Esto no tiene tanto que ver con ustedes ni conmigo (sí, tendrá algo que ver conmigo, con «mis temas», como me joden mis amigos) aunque todos estaremos presentes. Esto tiene que ver con Carlos, con mi tío Carlos Fuguet; él es la obsesión; es por él que estoy haciendo todo esto para saber qué pasó. Asumo las consecuencias del daño colateral. Espero que no lo haya pero se me ocurre que será más duro que antes aunque, a la vez, más de frente.

Ahora todo está avisado, sin máscaras; la idea no es vengarse, ventilar cosas porque sí, andar de rebelde. Aquí no hay un afán exhibicionista, sólo dudas, curiosidad, historia. No quiero herir a nadie pero sé que algunos se sentirán, con todo derecho, heridos. No es la idea pero sé que va a ocurrir. Llevo años tratando de buscar la manera para que eso no suceda. No la he encontrado. *Si no duele, no vale*, creo que escribí una vez. Mis putas frases para el bronce. El dolor, lo sé, se disipa, la vergüenza o el mal rato también; las historias no contadas supuran, se infectan, contaminan.

The time has come to tell the tale.

Aquí va.

II. Perdido

la crónica que inició todo

Se busca un tío

[Por su sobrino, Alberto Fuguet, revista *Etiqueta Negra*, mayo 2003]

En 1986 mi tío Carlos Patricio Fuguet García se esfumó de la faz de la tierra, desde la ciudad de Baltimore, en el estado de Maryland, Estados Unidos, lejos de su Santiago de Chile natal. Simplemente dejó de llamar por teléfono y las cartas comenzaron a ser devueltas. Mi padre, su hermano mayor, se contactó un tiempo después con su trabajo, un hotel de cuatro estrellas, y le respondieron que no estaban al tanto de su paradero. Mi tío Javier Fuguet, su hermano menor y mi padrino, logró contactar al administrador del edificio donde vivía y éste le dijo que ya no vivía ahí.

Desde entonces no hemos vuelto a saber de él.

Desde entonces está desaparecido.

Missing.

Nadie sabe dónde está.

Algunos en mi familia lo dan por muerto, tirado en la morgue de un hospital público y que el NN (el John Doe) en que se convirtió fue cremado o lanzado a una fosa común (¿eso es lo que hacen en USA?, ¿qué sucede allá con los cadáveres que no son retirados?). Otros sostienen que está en el fondo de un río que pasa por un barrio malo de una ciudad grande, el precio final de una deuda no pagada ligada al submundo de la droga o el hampa. Otros (porque Carlos es *tema*, un *tema* que des-

pierta todo tipo de especulación) creen que es un descarriado sin sentimientos que no fue capaz de asistir al en-
tierro de su padre, mi abuelo, Jaime Pedro Fuguet Jover,
el que no aparecerá en este relato como el típco abuelito
de pelo blanco porque no lo fue y porque no tengo la
mejor opinión de él, incluso después de muerto.

Una tía cree que Carlos simplemente dejó de contactarse con nosotros y que anda vagando por ahí, en Las
Vegas o Cuba, o capaz que hasta esté aquí, en Chile, en algún pueblo perdido. Perdido: ¿qué significa eso?, ¿perdido?, ¿perderse?, ¿por qué alguien se pierde?, ¿se perdió?,
¿se habrá perdido o quiso desaparecer?, ¿le pasó algo?, ¿optó
o simplemente le pasó algo y todo esto es mala suerte, un
malententido, un asunto de mala comunicación?

Mi tío desapareció —o se perdió— justo antes de
que mi abuelo muriera de cáncer al esófago. Dato objeti-
vo: Carlos Fuguet sabía que su padre estaba mal, en las
últimas. El resto es especulación. Unos meses antes, Carlos había pasado por el barrio de El Toro, en Orange
County, California, al sur de Los Ángeles.

Mi tío Carlos les regaló a mis abuelos un equipo
de video y los llevó a pasear a San Diego. Ellos lo critica-
ron por gastar demasiado, por hacerles tantos regalos.

—Carlos, ¿de dónde sacas tanto dinero? —le preguntó mi abuela Raquel.

¿Cómo se llega de la vieja Nuñoa a la reluciente y
recién fundada Orange County?

¿Qué cantidad de cosas tienen que pasar para
cambiar tan radicalmente de mundo?

———

Esa vez, esa vez que llegó con el equipo de VHS,
fue la última que lo vieron. Dicen, porque no está del to-

do claro, que después hubo una discusión telefónica, creo. Mi tío, que había cumplido los cuarenta y un años antes, no había devuelto un dinero que le había prestado su madre. Todos lo putearon por teléfono. El dinero de mi abuela era un dinero «sacrificado». Lo conseguía haciendo aseo, como empleada doméstica, en las casas de los ricos de Laguna Niguel. Mi abuelo, por ese entonces, trabajaba para la Mercedes Benz de Mission Viejo, en un cargo que fusionaba la contablidad con la de ser chofer. En la familia estaban aburridos de socorrer a Carlos una y otra vez. Mi padre cogió el teléfono y lo insultó, creo.

—Cómo puedes hacerle esto a tu padre que está enfermo —le habría dicho antes de lanzarle una sarta de insultos o algo así—. Después mi abuelo, casi sin voz, o sin voz, porque ya no tenía voz —tenía un aparato en la tráquea—, le dijo algo que una vez me comentó mi abuela entre culposa y avergonzada:

—Deja de molestarnos, deja de existir. No existes para mí. Sólo me has traído problemas. No queremos verte nunca más. No me interesa que seas hijo mío.

Luego le colgó, hirviendo, y se quedó sin aire.

Mi abuela cree que ese *nosotros*, ese *plural,* fue la palabra decisiva, la que alteró algo en Carlos y lo hizo desaparecer. Mi abuela también cree que lo que le dijo su marido a su hijo no era del todo verdad, había que colocarlo en el contexto de un altercado, de un hombre enfermo, viejo, desesperado, débil e incapaz de controlar su genio.

Yo pienso: ¿por qué un hombre enfermo, viejo, desesperado, débil, no es capaz de controlar su genio?, ¿por qué le dijo eso cuando pudo callar o decirle otra cosa? Alguien puede estar mal, pero eso no implica hacer el mal. Mucha gente tiende a justificar los momentos de ofuscación. Mi impresión es que es en esos momentos cuando la gente debe, justamente, sobreponerse; donde se ve qué tipo persona es la que tienes enfrente. La mayor parte de los crímenes se cometen cuando la persona ha perdido el control.

Esta conversación telefónica, esta pelea, se me ocurre, fue justamente la gota que rebalsó el vaso. El vaso que estaba lleno hacía rato. O sencillamente trizado. Debe doler que te digan algo así, pero a los cuarenta y un años ya sabes qué es lo que siente cierta gente por ti y qué es lo que sientes por cierta gente. Mi impresión es que mi abuelo, más que odiarlo, estaba entre tremendamente decepcionado y cansado con Carlos.

Si es verdad que esa llamada sucedió como dicen que sucedió (al menos, sucedió en el mito familiar), entonces ahí, en ese instante, ocurrió algo enfermizo. Pasó algo que no debió haber sucedido: un padre se comportó como un hijo. Inmaduramente. Un hijo, a la larga, por ser hijo, tiene derecho a equivocarse, a herir. Es altamente probable que termine pagando sus errores pero ese es otro cuento. Un padre no puede ponerse al mismo nivel que su hijo. No me cabe duda de que mi abuelo le dijo la verdad y —quizás— Carlos se sorprendió al escuchar tan concentradamente lo que hacía tiempo necesitaba o quería escuchar.

Claramente le dolió.

Claramente lo empujó más allá de la orilla y lo hizo desaparecer.

¿Perderse es escapar?

¿Liberarse?

A los pocos días de esta conversación infernal llegó un cheque a nombre de mi abuela. Lo cobró. El cheque tenía fondos.

Luego, nada.

Nada.

Nunca más.

A los pocos meses, mi abuelo falleció. La pasó muy mal al final; no pudo, por primera vez, salirse con la suya. No tuvo campo ni fundo pero logró imponerse como una suerte de patrón de fundo de pacotilla. Es curioso, pero averiguando acerca de mi abuelo, nadie nunca me ha dicho algo positivo. A lo más, aquellos más diplomáticos, lo han definido como «un ser complicado», «difícil», «jodido».

Yo también tengo mucho que contar de mi curiosa no-relación con este señor que, ahora que tengo más años, puedo entender pero no por eso perdonarlo (quizás podría pero la verdad es que no quiero; a veces es bueno odiar, y este odio es, en rigor, más literario que nada pues no me paraliza ni envenena). Vuelvo a lo mismo: sin duda era un ser maldito, frágil, incompleto, lastimado, pero no por eso tuvo que hacer que el resto se sintieran parecidos.

A mi tío no pudieron avisarle cuando su padre murió porque no sabían dónde estaba. Seguía perdido. Carlos Fuguet había desaparecido sin haber dejado una dirección o, lo que es más curioso, una huella. A mí me avisaron por teléfono. Nos llamó mi papá desde California. En esa época vivíamos en Vespucio frente a la Escuela Militar.

—Tu abuelo murió.

Yo no supe qué responder; le dije:

—Ah, te paso a mi hermana.

¿Debería tener pena?, pensaba. ¿Sentir algo? ¿Qué? Si no le tenía afecto, respeto, simpatía, complicidad. No sabía cómo darle el pésame a mi padre porque no tenía una pizca de pena. Ni siquiera alegría porque tampoco era un demonio que me aprisionaba. Era simplemente un mal personaje secundario. Fui a contarle a mi madre, que estaba en su pieza.

—Se murió el viejo de mierda —le dije—. Por fin.

— — —

Una biografía corta, de esas que sólo se fijan en los hitos y se saltan todo aquello importante: Carlos Fuguet García nació a fines de marzo de 1945 en Santiago y, dentro de todo, dentro de lo que sé, su vida se desarrolló sin sobresaltos. Es (¿era?) el hijo del medio, no era muy alto y —dicen— era el más inteligente. Al menos, es el que leía más de los tres: el más culto, el más intelectual, el más comprometido con las causas solidarias. Sin duda era el que sacó más premios en el colegio San Pedro Nolasco. Quizás era el más tímido también. Aquí estoy especulando: ¿era el más sensible?

¿Por qué pienso eso? ¿Por qué ese afán, esa complicidad, hacia los más trizados, hacia los incompletos? ¿Por qué creo que era así? ¿Acaso mi padre no era el más sensible? Mi padre, se me ocurre, es el que más logró, el que, con errores y todo, nunca desapareció incluso cuando huyó. Porque yo creo que sí, que cuando tenía quince años huyó de sus problemas, de Chile, de nosotros y de mí. Pero Carlos es la obsesión; no mi papá. Mi padre quizás ha sido el tema, el único *tema*, la inspiración para todo lo que haya creado; sin duda ha sido una adicción, una compulsión por buscarlo, por reemplazarlo, por entenderlo, pero esta crónica es acerca de Carlos.

De Carlos Fuguet, mi tío, mi tío perdido.

De los tres hermanos, Carlos era aquel con más potencial para dañarse, para trozarse y cortarse y hacer pedazos si algo inesperado o inmanejable lo azotaba. Y fue azotado. Igual que sus hermanos. No tanto por su padre, porque esta historia no es de azotes y correazos, aunque por cierto los hay, como era costumbre en esa época. A los tres les tocó cambiar de país y de idioma, pero a los otros dos les afectó menos. Cada hermano es distinto, tal como cada persona lo es. Y siempre hay un hermano más conflictivo. Todos pensaron que ese era el rol de mi padre. Que el mayor, el que lo echaron del colegio por malas notas y una conducta tipo *Rebelde sin causa,* sería *the one.* Pero al poco tiempo, los roles se invirtieron. Mi tío Carlos obtuvo el papel del malo, del *condoro,* y lo desempeñó con energía, carisma y sin mirar atrás.

Su padre —mi abuelo— nació en Montevideo, Uruguay, de padres catalanes recién bajados del barco. El bisabuelo Fuguet era un técnico textil de Barcelona, y mi abuelo, al crecer y quedar huérfano, siguió en el mismo rubro. Cuando nació mi tío Carlos, a mi abuelo no le iba nada de mal. Tenía una casa estilo art decó en el barrio de Ñuñoa, cerca del Estadio Nacional, un auto, servicio doméstico, niños en colegios privados. Era socio del Stadio Italiano. Mi tío Carlos fue un chico relativamente popular, no tanto como mi padre (que era seis años mayor) aunque bastante más que su tercer hermano, mi tío Javier, mi padrino, que tenía un año menos.

Cuando mi tío Carlos cumplió los quince años (creo) las cosas comenzaron a ir mal para la familia. De sopetón, mi abuelo lo perdió todo. En rigor, el que perdió todo fue su cuñado, otro personaje, un inmigrante italiano que se casó con su hermana mayor (y única hermana), la tía María, una chica de quince años. Arildo Olmi era un hombre de textiles, bastante básico, miembro clave de la colonia italiana local. Olmi acogió a mi abuelo, su cuñado, y no sólo le tendió una mano, sino que lo barrió para adentro. Todo bien: excepto por una cosa. El futuro y el presente de mi abuelo, y de su familia, comenzó a depender de otro. De Arildo Olmi. Mientras a éste le fue bien, los Fuguet García fructificaron. Pero cuando al cuñado se le vinieron encima las malas decisiones, y el vicio de las apuestas y el juego, todo se vino abajo.

Carlos Fuguet terminó el colegio muy joven e ingresó al Pedagógico de la Universidad de Chile a estudiar filosofía. Ahí coqueteó con las Juventudes Comunistas y combinaba su apoyo al candidato Salvador Allende con ir a las cárceles a enseñarle a los reclusos a leer. En su tiempo libre, seducía a las jovencitas que trabajaban como domésticas en el barrio («era chinero», me dijo una vez mi padrino) y las llevaba al céntrico cerro Santa Lucía, donde, entre los arbustos, pasaba un rato con ellas.

Mi abuelo tuvo que vender —o quizás le quitaron— su casa de la calle Nueva Ñuñoa (hoy República de Israel) y los cuatro se instalaron en un minúsculo departamento de la popular calle Diez de Julio, barrio de fábricas y repuestos automovilísticos. Se acabaron los lujos. Mi abuelo manejaba un taxi, mi abuela cosía. Desde California, mi padre, ya casado y conmigo, comenzó a mover los papeles de inmigración. En esa época, ingresar a los Estados Unidos no era difícil. Mi abuelo decidió que primero partirían sus dos hijos y, una vez que ellos ya estuvieran instalados, él los seguiría. A los diecinueve años, el segundo de los Fuguet llegó al aeropuerto de Los Ángeles sin saber una palabra de inglés. Iba con su hermano menor. Ninguno de ellos había salido al «exterior». En la embajada, frente al Parque Forestal, declaró que nunca había pertenecido al Partido Comunista y que no admiraba a Fidel Castro, dos mentiras de una. También firmó, con su padre al lado, un papel que decía que estaría dispuesto a defender a su nuevo país en caso de una guerra.

— — —

Todos aquellos que se han mudado de país y de vida se hacen la pregunta: si me hubiera quedado en mi sitio de origen, ¿esto hubiera sucedido? ¿Qué hubiera pasado con Carlos Fuguet en Chile? ¿Habría terminado como un profesor?, ¿como un guerrillero?, ¿habría desaparecido a manos del ejército de Pinochet?

Mi tesis de sobrino es que los Estados Unidos arruinó a mi tío. Quizás eso es injusto, es lanzar la culpa lejos. Pero el factor *América* tiene que ver en la ecuación. Mucho, quizás demasiado. Yo algo sé de trasplantados. Quizás ahí radica mi lazo irrestricto con mi tío: yo también sé lo que no es tener un lugar en el mundo. Esto lo entiendo; me pasó lo mismo cuando aterricé en un neblinoso Santiago de Chile a mediados de los setenta. Carlos quizás tuvo menos suerte. ¿Tiene la suerte algo que ver en esto? Algo le pasó a Carlos. Antes de que se perdiera, ya estaba perdido.

O camino de perderse.

¿Por qué?

¿Cómo un chico bueno de Ñuñoa termina con problemas con la ley y, se me ocurre, consigo mismo? No es sencillo rehacerse, menos en otro idioma. Carlos, además, era un adolescente, lo que no facilitó su historia. En Los Ángeles, mis tíos vivían en un minúsculo departamento en un edificio cercano adonde vivíamos mi padre y mi madre y yo. Carlos se consiguió trabajo en la cocina del hotel del aeropuerto, al lado de los aviones, casi como si no quisiera instalarse del todo ahí y pudiera tomar uno y regresar. Pero nunca pudo. Al rato aparecieron mis abuelos y todos se fueron a vivir juntos. Mi abuelo lavaba platos. Mi abuela pegaba botones en una fábrica. Al rato, el papel que firmaron en la embajada en Santiago se hizo realidad. Había una guerra, o algo así. En Vietnam. Era 1966. Carlos y Javier fueron llamados al ejército.

Hoy, en la televisión, escuchamos cómo mueren inmigrantes e hijos de inmigrantes latinos en el desierto de Irak. En esa época, la noción de chilenos luchando en Indochina era, por decir lo menos, risible.

¿Qué tenía que hacer un chico de Ñuñoa en Saigón?

Parece que a mi abuelo, sin embargo, no le pareció tan fuera de lugar que sus hijos partieran a luchar a una guerra que poco tenía que ver con su país adoptado y nada con su país de origen. Cuesta entender cómo no se regresaron a Chile o cómo no envió sus hijos a Canadá. En Santiago, mi abuelo no la estaba pasando bien, pero estaba lejos de estar muriéndose de hambre. No era un asunto de vida o muerte emigrar a California. Ir a Vietnam, sin embargo, sí lo era. Me imagino que, al final, prevaleció el factor conveniencia y el statu quo. ¿Qué se le iba a hacer? ¿Quizás pensaron que no era tan peligroso? Creo que lo asumieron como parte del peaje para poder cumplir o alcanzar el sueño americano y poder partir de nuevo. Entrégame a tus hijos y puedes volver a tener lo que tenías allá lejos, o quizás más. ¿Es tan alto el precio? Además, los chicos tendrían un curso intensivo de inglés. Volverían hechos hombres.

Los niños no eran niños. Perfectamente pudieron volver a Santiago. El costo, quizás, era no poder volver a Estados Unidos. Pero con un plan, la cosa pudo haber sido así: ellos, en Chile, podrían haber estudiado y trabajado. Podrían haber vivido en una pensión o con parientes. Con algunos dólares enviados por su padres, podrían habérselas arreglado de lo más bien. Claro, estaba el tema de la distancia. No hubieran podido verlos pero ¿podrían verlos en Vietnam?

Otra teoría: no los enviaron a Chile de vuelta porque eso implicaría, a la larga, volver ellos mismos. Y cuando mi abuelo despegó del aeropuerto de Los Cerrillos, lo hizo con algo claro en la mente: nunca volvería a este puto país que nunca sintió del todo suyo, este país atrasado que, para más remate, lo había humillado, condenándolo al exilio social. Mi abuelo era un resentido, un atado de frustraciones, un inseguro lleno de miedos y celos y egoísmos.

El menor de los Fuguet, Javier, mi padrino, fue enviado al frente y regresó, meses después, vivo pero, con los años, eso no quedó tan claro. Sus cicatrices y fracturas las vivió en silencio. Para más remate fue rociado por un veneno tóxico usado para quemar la selva llamado agente naranja. Mi tío Carlos tuvo mejor suerte: lo destinaron a Fort Hood, cerca de Waco, Texas; al parecer, tenía condiciones suficientes como para no ser considerado carne de cañón. Quisieron conservarlo vivo.

Dicen que una noche de verano tejana fue con un amigo a un bar y vio a una chica rubia bailar arriba de un cubo. Ambos estaban drogados y borrachos: Carlos y Suzette se casaron al día siguiente. Suzette tenía diecinueve años, olía a orina de gato y no se lavaba el pelo. No conocía Dallas y soñaba con ir a California y escapar de su familia *white-trash* vaquera que vivían en un trailer pero que sin embargo tenían caballos.

Mi tío llegó casado a California con una chica no muy brillante pero con bonitas piernas que miraba con desdén a los mexicanos y creía que Chile estaba cerca de Grecia. Carlos Fuguet no fue a la guerra pero, si alguien se hubiera detenido a mirar más de cerca, quizás se habría dado cuenta de que la guerra que se estaba librando era dentro de él. El matrimonio duró poco y Suzette terminó de prostituta en la calle Sunset. Carlos Fuguet se dejó barba, el pelo largo y se fue a vivir a una pieza de un viejo hotel que sólo puede ser definido como bukowskiano. Desapareció un tiempo. Cuando regresó a la familia, era un hippie. O, al menos, un músico que se creía hippie. ¿O un hippie que se creía músico?

— — —

El tío que más recuerdo (el mítico y el mejor de todos) era hippie, tocaba bongos, jugaba fútbol, siempre olía a marihuana y llegaba en un Mustang del cual salía música de Jimi Hendrix y Led Zepellin. Carlos Fuguet nos llevaba al SevenEleven y comía la misma chatarra que nosotros, sobre todos esos Slurpees, bebidas de hielo molido con anilina del peor color. Todo esto sucedía a comienzos de los setenta, en Encino, el suburbio tipo *E. T. / El joven manos de tijeras* donde me crié. Y todos en mi calle querían un tío tan cool como el mío.

Todos queríamos a Carlos, todos queríamos ser como él cuando grandes.

El tiempo transcurre y la gente muta, pero ¿cambia? Nixon se despidió de la Casa Blanca y mi tío se hizo ciudadano norteamericano. El tío seguía tocando en clubes, aunque ya no tan hippies sino más bien para adultos-jóvenes algo aburridos y varados. En uno de ellos conoció a Barbara, una viuda de la señorial Pasadena, un barrio tan viejo como acomodado de Los Ángeles. Barbara, para los estándares californianos, tenía alcurnia. Venía de «una vieja familia» y no tenía problemas de dinero. Muy por el contrario. También tenía un hijo, Zachary, que era muy rubio y muy gordo y muy hiperkinético y un año mayor que yo. Zack había nacido ocho meses después de que su padre murió en un accidente automovilístico. Mi tío entró a estudiar auditoría por las noches, se casó con Barbara y se hizo cargo de su hijo. Mi tío nunca tuvo hijos propios porque —dicen— era estéril. No me consta. Hay muchos baches en esta historia, partiendo por Carlos. Creo que él empezó a trabajar en la oficina de contabilidad de su mujer. A ella le gustaba la buena vida, en especial la que se vivía en Las Vegas. Iban al MGM Grand y gastaban y gastaban. Se creían artistas de cine. Mi tío comenzó a aficionarse a los autos y a las joyas y a vestirse como un extra de *Starsky & Hutch*.

Carlos fue arrestado a principios de 1976 por desfalco. Le había robado dinero a una parroquia vecina que había depositado su confianza en la empresa. Carlos Fuguet se había comprado trajes rojos, sombreros, un Cadillac largo con piel de leopardo y zapatos con tacones altos. Buena parte de los más de diez mil dólares que obtuvo los gastó en los casinos. A su esposa le decía que ganaba. Mi tío fue sentenciado a dos años de cárcel. Mientras estuvo encarcelado su mujer le pidió el divorcio. Años después, mi abuela se contactó con Barbara, y ella le contó que estaba bien. Se había vuelto a casar. Zack, en cambio, tuvo un destino trágico. A los dieciséis años se inyectó aire en las venas.

Nadie se acuerda cuándo mi tío salió de prisión. O quizás sí. Esta parte de la historia es borrosa. Creo que fue a mediados de los setenta, la era de *El hombre nuclear*, Farrah Fawcett y la onda disco. Cumplió su condena y luego su libertad condicional. Llegó a vivir con sus padres, como si fuera un adolescente. Vivía lleno de reglas, sin auto, vigilado de cerca por sus padres y el Estado, a pesar que tenía más de treinta años. Duró —creo— unos dos años vegetando en Orange County. Como era un reo recién liberado, sus oportunidades eran limitadas. No tengo claro en qué se ganó la vida. Un día, quizás aburrido de seguir de alguna manera preso, partió a comprar un auto. Otro Cadillac. Pagó con un cheque que se cobraría el lunes; era viernes. Carlos partió lejos, en su auto nuevo, robado, y cruzó a otro estado. Ya no era sólo un tipo que había desfalcado a un tercero y que estaba violando su libertad condicional; ahora había cometido un robo y, para peor, su delito pasó de ser estatal a federal.

Ese viernes de verano desapareció.

Desapareció por primera vez.

Mi familia y yo ya vivíamos en Chile. Mis abuelos intentaron buscarlo varias veces por teléfono, pero nunca lo encontraron. Tiraron, por primera vez, la esponja. Empezaron las especulaciones: que estaba en Cuba, en Chile, en México, muerto, envuelto en drogas, lejos.

En tres años, nadie supo nada de mi tío Carlos.

En 1980 sonó el teléfono en la casa de mis abuelos. Era mi tío, estaba vivo y otra vez en prisión. Se había entregado en Reno, Nevada, antes de que lo aprehendieran. Trabajaba en la administración de comida de un casino. El FBI finalmente lo había alcanzado. Para ese entonces, mi padre se había separado de mi madre y había regresado a California. Mi padre vivía en el mismo edificio de mis abuelos con su nueva mujer. Ese año 80, mi tío fue trasladado a la prisión de Chino, California, donde cumplió más de un año de prisión, pero gracias a su buena conducta (estudiaba leyes en la biblioteca y le hacía la declaración de la renta al resto de los reclusos) pudo salir antes de tiempo. Fue liberado en febrero de 1982. Tengo entendido que se quedó un tiempo en Orange County, donde debía cumplir su libertad condicional. No tenía licencia de conducir. Se consiguió un trabajo en la cocina de un colegio para niños retardados y se iba caminando cuadras y cuadras Se levantó, recuperó sus libertades, juntó dinero. Cuando pudo alejarse de la casa de sus padres, lo hizo.

Partió a trabajar a un hotel en San José, al norte.

Creo que ellos nunca lo fueron a ver.

Seguro que no.

— — —

Desde hace años que tengo una tarjeta pegada en mi tablero de corcho que dice «El libro de Carlos». Siempre me ha fascinado la idea de que alguien desaparezca por su voluntad, que opte por irse y no volver, sin dejar rastro. ¿Perderse acaso no es cometer una suerte de suicidio social? Es matar todo menos a uno; pero si matas todo a tu alrededor, ¿no te matas tú tambien? Durante años ha sido algo así como una obsesión. Mi tío perdedor, mi tío hippie, mi tío *loser*. Mi tío presidiario, mi tío en libertad condicional, mi tío Viva Las Vegas. El único de la familia que optó por una vida no convencional, el que se negó a crecer, el que se dejó llevar por sus pasiones y mandó todo a la mierda.

— — —

En toda familia hay peleas y en todas las familias hay parientes que no se hablan. Lo que es menos común es que no se sepa nada de un hijo o de un hermano. Una cosa es no verlo a cada rato o hablar poco por teléfono, pero de ahí a no saber siquiera su número hay un abismo.

Para mí esta es la verdadera historia de Carlos Fuguet.

No lo que le pasó. Todo hijo —toda persona— tiene el derecho a tropezar o a querer fugarse, tenga la edad que tenga. Lo que es menos común, lo que me impacta y altera, es que el resto de la familia no quiso —¿o no pudo?— hacer nada. Hasta comienzos de 2003, mi familia no sabía nada de mi tío. Nada de nada. No sabían si estaba muerto, si vivía en los Estados Unidos o si estaba en prisión.

Nada.

Ahora viene el final de esta historia.

En rigor, no hay final pero de alguna manera sí lo hay (al menos para mí). Por fin estamos buscando a Carlos y por fin la búsqueda nos ha unido a todos.

Enero de 2003, estoy en California visitando a mi padre; ahora le hablo, estamos conectados. La estamos pasando bien juntos. Venimos llegando de un paseo en tren a Santa Bárbara. Parto al día siguiente. Pasa a despedirse mi tío Javier con su novia mexicana, una robusta mujer llamada Rosita, que cuida niños y limpia casas y no sabe una palabra de inglés porque dice que no le hace falta. Sale, no recuerdo bien cómo, el tema de mi tío extraviado. Se especula acerca de su paradero, casi como si fuera un juego de salón.

«Yo creo que está fondeado bajo un río», insiste mi padre. «Se involucró con la mafia, por un asunto de drogas o de apuestas, y lo liquidaron». Mi tío Javier dice que una vez creyó verlo en un automóvil. También comenta que hay un programa en la televisión donde uno puede enviar una foto y lo encuentran y que una vez llamó pero los productores lo pusieron *on-hold* y se aburrió de esperar, por lo que colgó. De pronto, pierdo mis casillas. Digo que no puedo creer que no hayan hecho nada por buscarlo. Sin esperar su respuesta (aún no la sé, pero imagino que tiene que ver más con el miedo que con el dinero), agarro las páginas amarillas y busco la sección de investigadores privados. Elijo uno al azar y marco su número.

—¿Qué haces? ¿Quién lo va a pagar? —me dice mi tío Javier.

—Me da lo mismo.

—Creo que son carísimos. Se te puede ir una casa entera. Hay que pagarle los gastos, el alojamiento, las comidas, los viajes, la bencina.

—Yo lo pago, si quieren —le digo, alterado.

—Cálmate. Si él no desea que lo busquen, por qué tenemos que buscarlo nosotros —analiza mi tío.

—¿Cómo sabes que no quiere que lo busquen?

—Él se fue.

—A lo mejor se accidentó al día siguiente de esa llamada.

—No creo —me dice—. Yo creo que Carlos está vivo y lejos.

Con mayor razón, pensé. Pero si está vivo, por qué está perdido. Por qué, al menos, no envió una carta de despedida. Hasta los suicidas que desean llenar de culpa a sus familas dejan cartas. O, al matarse, se transforman en una carta. Pero en el caso de Carlos, todas las posibilidades eran legítimamente posibles. Podía estar bajo un río, podía estar en Cuba, podía estar en un departamento de Santa Ana o Anaheim o Huntington Beach.

—No puede ser que haya pasado tanto tiempo —seguí—. No nos vamos a arruinar por esto, no hay que llevar las cosas al extremo. Si sale cincuenta mil dólares, no. Pero quizás ofrecen distintos tipo de servicios. Quizás hay ofertas, no sé. Pero si hay que pagar, algo puedo pagar. ¿Ustedes?

Dijeron que sí.

Me respondió una contestadora. Dejé un recado. Era muy tarde.

A la mañana siguiente, cuando cerraba mi maleta, sonó el teléfono.

—I'm looking for a missing person —le dije al detective.

III. Padre e hijo

buscar en plural

1

Me gustan las crónicas de familia en las que un autor detiene su imaginación y apuesta por la no-ficción filial. Entre mis libros de cabecera están *La invención de la soledad*, de Paul Auster; *La vida de mi padre*, de Raymond Carver; *Mis zonas oscuras*, de James Ellroy, y *Mi madre, in memoriam*, de Richard Ford. Todos ellos escribieron de su padre o de su madre cuando ya estaban muertos, cuando ya no podían herir ni dañar a los involucrados.

Eso es lo bueno de escribir sobre los muertos: lo malo es que lo escrito no podrá servir nunca para reencontrarse con quien te inspiró. Siempre he fantaseado con la idea de que algún día escribiré un texto (un ensayo, un libro breve) acerca de cómo nunca me entendí con mi padre, cómo me abandonó literal y emocionalmente, cómo fue un egoísta hijo de puta que partió —que se fugó, que huyó, que escapó— dejándome a cargo de algo para lo cual no estaba preparado (marido, padre, hermano, hombre). Sería, pensé, mi mejor historia. El texto por el cual me recordarían. Nada de reinventarlo. Mi padre no sería el tipo obsesionado por la moda y adicto a la cocaína. No sería el padre de Matías Vicuña o el de Alfonso Fernández. Sería el mío. Quizás podría reconstruir su historia, conocer a aquellos que lo conocieron, conocer la versión tanto de mi madre como de su nueva esposa. Sabía que, para poder trascender, no todo tendría que ser odio, revancha y ajuste de cuentas, aunque igual podría aprovechar de vengarme un poco, atacar y escupirle y decirle, ya muerto, lo que no había podido en vida. Tendría, eso sí, que perdonarlo, perdonarme, entender.

Yo ser él.

Para eso está la literatura, me contaron cuando partí: para que podamos hacer lo que no podemos hacer en la vida. Literariamente, me sentía preparado. Sólo tenía que esperar a que se muriera para que yo tuviera la libertad y la distancia para enfrentarlo.

Empatizar, ponerme en su lugar: ¿qué hace un tipo de treinta y nueve años, con serios problemas económicos, con tres hijos, que se siente atrapado, fuera de lugar, ajeno, enjaulado? Supongo que es entendible: irse. Irse cuando irse implicaba irse y no mirar para atrás. Nada de internet, nada de skype, nada de tarjetas telefónicas baratas. Volver a California, su lugar.

¿Qué hubiera hecho yo?

¿Qué es más importante: uno o sus hijos?

¿Quién debe salvarse?

Él se quiso salvar. Se salvó. Para hacerlo, tuvo que perderse y, de paso, perdernos.

Mi padre no alcanzó a durar cuatro años en Chile. Tres años y tanto: desde 1975, cuando retornó «para siempre» después de liquidar todo lo que dejamos en California, hasta esa noche de agosto de 1978 en la cual partió «por un rato». Yo sabía que no era «por un rato», que no iba sólo a trabajar, a juntar dinero. Sabía que era «para siempre». O lo más parecido a «siempre». No era tonto y no era tan chico.

Entendía, entendía más de la cuenta.

Entendía y sentía más de lo conveniente.

Al final fue algo parecido a «para siempre».

Mi padre se demoró unos veinticinco años en regresar a Santiago.

Pero antes algo pasó en el camino, algo que no tenía contemplado, algo que cambió quizás el destino o el rumbo por donde iba mi vida y que, claro, hizo colapsar «el libro de mi padre» y dio origen, sin duda, «al libro de mi tío»: me reencontré —me reconcilié— con él. Decidí que prefería no tener esa supuesta obra maestra personal y en cambio tener a un papá a mi lado.

——— ——— ———

Lo que me gatilló la búsqueda de mi padre y no de mi tío fue una conversación digital con mi primo Eddie (Edward) Fuguet, el único hijo hombre de mi tío Javier, un aspirante a director de cine, que un día apareció en mi buzón Outlook. No había tenido contacto con él en años, cuando él era apenas un adolescente. Eddie era un gringo de pura cepa, que no hablaba una gota de castellano, a pesar de la sangre mexicana de segunda generación de Vickie, su madre, y de la sangre chilena de mi tío Javier.

Uno de los mejores recuerdos que tengo de mi primo fue una pasada que tuve por Orange County cuando él ya tenía unos quince años y era gordito y nerd, a lo Corey Feldman, y no hacía otra cosa que irse caminando, ocho cuadras cerro abajo, hasta el Mission Viejo Mall, donde veía películas. Me acuerdo que me fui a alojar donde mi tío Javier y ese día, con Eddie, fuimos al cine, donde me enseñó a colarme de sala en sala. En Chile no existían aún las multisalas. Vimos, me acuerdo, tres películas seguidas por el precio de una: *Wall Street, Bota a mamá del tren* y *Tres hombres y un biberón*, que nos pareció una mierda. Yo tendría unos veintitrés años, mi abuelo ya estaba muerto, y no tenía nada que hacer en el mundo después de haber salido de la universidad. No sabía dónde trabajar o no quería trabajar en algo que no quería.

Vi a Eddie un par de veces más. Quizás en el año 1994, después de pasar una temporada en el taller de escritores de Iowa, fue cuando más pude conectar con él.

Yo ya era escritor o, para ser justos, ya había publicado unos libros; le pasé mi novela nueva, que me enviaron por correo, a la casa de mi padre, en una caja. Eddie no fue capaz de leerla porque seguía sin saber español.

Edward James Fuguet tenía unos veintiún años, era bastante gordo, su acné no era severo pero su cara estaba detrás de una capa de grasa, y ya se veía que estaba perdiendo el pelo. Usaba poleras extra large con estampados de logos diseñados por Saul Bass. Era Navidad, la Navidad de 1994. Eddie iba al college, en Los Ángeles, no me acuerdo a cuál, creo que al Loyola. Entonces vivía a una hora de Orange County, en West L.A., y despreciaba sus raíces suburbanas.

—This is like a fucking Spielberg movie —me dijo durante ese 25 de diciembre en Dana Point en la casa de su padre.

Mi tío Javier estaba casado con una gringa gorda llamada Brenda que era cajera de la farmacia Rite-Aid y Eddie sentía que era «trailer park trash». Los hijos de Brenda, dos adolescentes delgadísimos y pálidos, una suerte de emos adelantados a su tiempo, que escuchaban heavy metal y pasaban en el mall con sus amigos skaters, hablan en inglés entre ellos, uno más rubio que el otro, pero los dos con el pelo teñido de un negro azulado.

—I fucking hate them —me dijo—. They are so Penelope Spheeris.

Antes de regresar a Santiago fui a ver a Eddie a L.A., a pasar una tarde con él. Me llevó a Hollywood, a mostrarme sus tiendas favoritas donde vendían afiches y guiones, y terminamos en el cine Nuart, que estaba a cinco cuadras de su casa, viendo un programa doble de *Sin aliento*, de Godard, y *Breathless*, el remake de Jim McBride. Luego fuimos a un restorán italiano de Melrose para hablar de cine y eso hicimos: hicimos listas, comparamos cintas favoritas, destrozamos cintas de moda como *Forrest Gump*, *Reality Bites* y *Natural Born Killers*; a ambos nos había gustado mucho *Ed Wood* y creímos, en ese instante, que *Pulp Fiction* marcaba un antes y un después en la historia del cine. Yo, me acuerdo, defendí *Quiz Show* mientras él hacía gestos de vomitar.

—El mejor director nuevo americano es, lejos, Frank Darabont —me explicó—. Tendrá una carrera notable. *The Shawshank Redemption* es la mejor cinta americana de la década y una ópera prima mejor que esa mierda que hizo Welles. ¿La has visto últimamente? Una mierda. El peor maquillaje de todos los tiempos, primo.

Yo le conté el guión de la película que quería hacer y él me contó acerca de su trilogía «anti suburbana» que tenía en su cabeza inspirada en toda la gente que odiaba de Orange County. También hablamos, por cierto, de Carlos, nuestro tío perdido. Eddie había tenido mucho más contacto con Carlos que yo.

—¿Has visto *Badlands*? ¿*Henry, Portrait of a Serial Killer*? Yo creo que Carlos mata niños en Oklahoma y los corta en pedacitos. Cuando lo encuentren, yo haría la película. O quizás un documental. No sé. *Manhunter* es diez mil veces mejor que *The Silence of the Lambs*. Michael Mann rules, Alberto. ¿Has visto *Heat*? That movie is so L.A.

Después pasamos a una librería y me convenció de comprar el libro de nouvelles de Stephen King donde venía incluido el cuento que dio base a *The Shawshank Redemption*.

—Lee *Apt Pupil*. Estoy seguro que nuestro abuelo, de haber sido alemán, hubiera sido nazi. Puta el tipo freak. ¿No crees? Se supone que yo era su favorito. No era recíproco. He gave me the creeps. Al final era igual a William Hickey en *Prizzi's Honor*. La misma voz de alguien que ha hablado demasiado mal de los otros.

Hojee el libro, miré los cuatro cuentos.

—¿Te gusta *Stand by Me*?

—Es la historia de mi vida, primo. Es la película de la cual saldrán todas la películas. La mejor película acerca de la formación de un director de cine que se haya filmado.

—La mejor película acerca de cómo funciona la mente de un escritor —le respondí y se rió.

—Eres cool para ser un Fuguet —me dijo.

—You too —le dije.

Nunca volví a ver a Eddie después de ese glorioso día invernal en Los Ángeles. Yo regresé a Chile y él a clases. Supe cosas de él pero poco. Terminó la universidad pero no pudo pagarse los estudios de cine en una universidad tipo USC o UCLA. También supe, en la última llamada telefónica que tuve con él, que se casó con una chica que «iba a ser su montajista» y cuyo padre, el dueño de un restorán griego de Oakland, le estaba pagando sus estudios en Caltech.

Eddie no estaba estudiando nada.

—Nada por *ahora*. Me voy a dedicar a escribir contra mis hermanastros que ahora están en una clínica de rehab. Los dos, por la puta, los dos; ¿y quién paga todo esto? Mi padre, of course. *Meth by the sea*. Fuck. Les compra autos y les paga las drogas a estos losers, y yo, por ser un nerd, por no ir al sicólogo, me quedo sin nada. ¿Por qué los débiles y aproblemados salen ganado, primo? ¿Por qué despiertan pena? A mí esa gente me da asco.

Eddie administraba un cine que tenía una pantalla IMAX y escribía por las mañanas.

Después supe cada vez menos. Perdí contacto. En rigor, perdí contacto con mi familia y, de paso, con él. O quizás estaba demasiado interesado en mis propias cosas. No sé. Eran los últimos días en que la palabra *lejos* provocaba dolor o misterio. Hasta ese día, quizás el

2001, en que un mail de Eddie apareció sin aviso. Me informó que se había alejado de toda la familia, que no quería saber nada de ellos, en especial de su padre. En otro mail, en que no paraba de alabar *Mullholland Drive* y *Donnie Darko*, me dio más detalles. Yo lo puse al día y le conté en qué estaba, qué había visto y que estaba con serias ganas de tratar de hacer, antes de que fuera tarde, una película.

Le pregunté si había visto a alguien de la familia.

«Sólo hablo con mi madre que ahora tiene una nueva vida, e hijos chicos, y vive en fucking Corona. Un calor que no se cree y las únicas películas que dan son segundas partes de mierdas para la clase media baja. La puta moral Walmart».

Eddie me explicó que un domingo fue a almorzar donde su padre. Ya estaba separado de Brenda. Le pidió dinero, un préstamo, o apoyo para poder pagar sus estudios de cine. Mi tío le explicó que no tenía uno. Que los hijos de Brenda, los cuasi-mellizos, tenían muchos problemas y todo eso lo estaba pagando él: autos chocados, fianzas por haber ido presos y dañado propiedad pública estando bajo la influencia del alcohol, y ahora la clínica. Eran bipolares y adictos al crack. Algo así.

«Mi padre le paga a esos tarados que van a terminar viviendo en las veredas pero no es capaz de pagarme algo a mí para que estudie», me explicó una vez más.

Claramente ese era un tema para Eddie.

«Espero no volver a verlo durante el resto de mi vida», sentenció con letras altas. «Ni a él ni a ningún fucking Fuguet».

Le pregunté a vuelta de correo entonces por qué confiaba en mí.

«Porque tú también los mandaste a la mierda. Sé que no tienes contacto con ellos: somos iguales, primo.

Tú, yo y Carlos somos los únicos de la familia que valen la pena», me dijo.

¿Quería yo estar alejado de todos?

¿Éramos una raza tan despreciable?

Supongo que tenemos en nuestros genes la capacidad de desaparecer. No es que seamos una familia de magos. Pero a los hombres de la familia la idea de la huida nos embriaga y seduce. Lo llevamos en la sangre. He tratado de rebelarme ante este gen extraviado que nos condena. Mi hermana una vez me dijo por mail que era cierto: yo no me había ido pero, a su vez, nunca había estado del todo.

Eddie ahora era un perdido; al menos para su padre. Mi tío Javier no sabía dónde estaba y no tenía contacto alguno con él. Al parecer tenía más en común con Eddie que la cinefilia. Yo también estaba, de alguna manera, «perdido» o «lejos». Alejado. Llevaba al menos tres años sin hablar con mi padre, sin llamar, o contestar teléfonos ni mails ni nada. Corté con él y, de paso, con los Fuguet, mientras estaba en Washington D.C., con una beca Fulbright.

Corté de una manera extraña.

Sin aviso, sin una discusión.

Simplemente dejé de contactarme, a lo Carlos. A lo largo de mi vida había ido muchas veces a Orange County a visitar a mi padre. La primera, creo, fue una invitación de él. Después fue por cuenta mía. Al menos la mayor parte. Aprovechaba viajes, reportajes del diario, becas, para arrancarme a Los Ángeles a la vuelta de una ida a los Estados Unidos.

Pero ese no era el tema.

El tema era que siempre que iba, no estaba con mi padre sino con su familia. Con él y su pareja. No quiero entrar en detalles ni hablar mal de ella porque no tengo nada contra ella. Al revés. Ha sido de lo más cordial. No tiene que ver con esta historia y, a la vez, es parte. ¿Acaso ingresar a una familia no implica hacerse cargo de todo lo que esa familia supura? Poco a poco me fui dando cuenta que el tema que ella siempre estuviera era una tranca de mi padre. El asunto es que, estando en Washington, al otro lado pero en el mismo país, se me ocurrió que esta era una gran oportunidad. Que él fuera a Washington e hiciéramos de turistas y luego tomáramos el tren a Nueva York, ciudad que él no conocía y, según él, siempre había querido recorrer.

—Vente para acá por Navidad o para Thanksgiving. Vente aunque sea por tres días.

Días de vacaciones tenía. Yo le dije que pagaba el hotel en Manhattan. Él sugirió que por qué no iba yo para allá para Navidad. Le dije que era mejor que él «cruzara al otro lado». Un día sonó el teléfono en mi departamentito de Arlington.

—Lo he estado pensando y... eh... es muy caro.

—Cómo que caro. Hay ofertas increíbles.

—Quizás lo mejor es que vengas tú. Yo te pago el pasaje.

Pensé: tiene un BMW y no puede pagar un pasaje de doscientos dólares. Algo además no calzaba. Por qué le parecía caro pagarse un pasaje para ir al este y no le parecía caro invitarme a que yo cruzara al oeste. El precio era el mismo.

—Además cómo voy a dejarla sola en Los Ángeles.

Estamos hablando de una mujer con auto, que hablaba perfectamente inglés y que, para esa fecha, la Navidad de 1998, estaba por cumplir veinte años en California. No tiene que ver con ella, me dijo un amigo, cuyos padres vendrían de Chile a verlo para que no pasara la Navidad solo.

—Tiene que ver contigo: seguro que le da lata estar contigo tantos días.

Justo entonces recibo dos mails: uno del editor de *Mala onda* al inglés, Jim, invitándome a Nueva York a pasar la Navidad allá. El otro era un mail de mi madre preguntándome si podía ir a visitarme. Mi madre no había vuelto a los Estados Unidos desde que dejó California a comienzos de los setenta. Le dije que sí. Le pregunté también si quería ir en auto hasta Savannah, Georgia, como paseo. Había terminado de leer, luego de ver la película *Medianoche en el jardín del bien y del mal*. Me contestó que feliz. Mi madre ganaba mucho menos y el viaje era más caro y lejos.

Estaba todo claro.

Dejé de llamar a mi padre y él dejó de llamarme a mí. Creo que le mandé recado a través de mi hermana que no tenía qué decirle y que por eso no lo llamaba. Así pasaron varios años. Al menos dos y medio. Desde fines del 98 hasta comienzos de 2002. Durante el verano de 2000 volví por un par de días a California al Festival de Cine de Los Ángeles.

—¿Tu padre o tu familia no viven por acá? —me dijo el director de la película cuyo guión había escrito y que ahora estaba seleccionada para ese festival.

—No —le mentí—. Ahora viven en el este.

—Yo pensé que iban a venir a la función.

—Yo también.

Me contacté con Eddie, mi primo, para contarle y verlo, pero estaba en Chicago, trabajando en un Blockbuster y en un cine mientras su mujer estudiaba en una universidad más barata.

—¿Has vuelto a saber de tu padre? —le pregunté desde el Roosevelt Hotel de Hollywood.

—Nunca. ¿Tú?

—Sé que está bien.

—A mí no me interesa como está. ¿Has visto algo bueno en el festival?

— — —

A fines de 2001 cayó en mis manos un libro recién lanzado: *El empampado Riquelme*, de Francisco Mouat, antiguo compañero del taller de Antonio Skármeta. Con Mouat nunca me hice amigo ni lo sentí cercano pero siempre me pareció buena persona, un tipo amable y transparente, aunque por otro lado lejano. Al menos para mí. Era un par de años mayor, o quizás era menor, pero en el taller que se realizaba en el Instituto Goethe me parecía extremadamente grande. Además, ya era un periodista fogueado, al que admiraba por sus crónicas tipo Nuevo Periodismo que publicaba en la revista *Apsi*.

El asunto es que leo *El empampado Riquelme*, y mientras lo voy leyendo capto tres cosas al mismo tiempo: que no me voy a levantar del asiento hasta que lo termine; que quizás mi tío está perdido pero no muerto, y aunque estuviera muerto, había que salir a buscarlo; y que, por último, quizás lo que le había pasado a mi padre cuando lo invité a verme a Washington D.C., donde estaba con una beca, era que le daba miedo estar conmigo.

Cerré el libro y me puse a llorar.

No pude parar.

Luego me sentí liviano pero, por sobre todas las cosas, sentía que entendía.

Ahora entendía mucho más.

Llamé a *El Mercurio*, pedí que me contactaran con La *Revista del Domingo* y luego con Francisco Mouat. No sabía qué decirle pero al final le dije: te felicito, me encantó, me emocionó, quedé fascinado.

—Bueno, son tus temas —me respondió.

Esto no me sentó muy bien pero tragué saliva e intenté que no se notara que me estaba quebrando de nuevo.

Colgué el teléfono y supe que algún día, si era capaz de transformarme en cineasta, que era lo único que quería ser, iba a realizar una cinta llamada *Perdido*, me demorara lo que demorara. Me lo prometí e hice lo que pude. Casi la filmé. Recorrí todo el desierto, las pensiones de Antofagasta, me hice de nuevos amigos, conocí productores descerebrados y dementes, postulé a todos los putos fondos. No lo logré. Pero traté, traté, y ese proceso de tratar fue como haberlo filmado.

Perdido es quizás mi película favorita porque es la película que se escapó.

Lo otro que me sucedió al colgar el teléfono fue que me quedó claro que la búsqueda de mi tío no era mi búsqueda. O quizás lo sería más adelante. Antes de encontrar a mi tío, o sus restos, o sus huellas, tenía que encontrar a mi padre.

Todo tiene un orden y estaba mirando más lejos cuando lo que correspondía era mirar más cerca.

Le pedí la dirección electrónica de mi padre a mi hermana. No quería llamarlo o no me atrevía. Le escribí un e-mail y le dije que nos viéramos, que hiciéramos un viaje juntos. El famoso, ansiado, viaje juntos. No le pedí disculpas ni lo increpé. Simplemente inventé que tenía que ir a California por una invitación y que podríamos aprovechar de vernos. Traté de bajarle el perfil a algo que sabía que era clave y que tendría que ver con todo mi futuro, tanto creativo como personal. Odiar es potente, es romántico, es viril, pero consume, daña, destroza, y no te deja crear. El objeto del odio al final no recibe el veneno y el que termina autodestryéndose, lacerándose, es uno. Yo no estaba creando, no estaba escribiendo, el libro que fui a escribir a Washington D.C. terminó consumido por esa incapacidad de estar tranquilo, de sentir que todo era una señal, y que la vida me había jugado las cartas incorrectas. Sin escribir, sin filmar, todo parecía bastante inútil, y él que estaba saliendo para atrás, el que estaba perdiendo y perdiéndose, era yo.

Este es el mail que le envié a mi padre:

Hola:

Aquí Alberto. Tanto tiempo.

Creo que la mamá te contó que parto hacia California. Así es.
Aprovechando unas charlas a las que estoy invitado a UCLA e Irvine, daré una vuelta por ahí.

Te propongo lo siguente:

Juntémonos tipo 10 de feb (o algo así) en la casa de la Yayi a las 10 horas y yo devuelvo el auto que arrendaré y nos vamos en el tuyo rumbo a Salt Lake City. Puede ser vía Las Vegas y al regreso, por Reno y luego la Uno por el mar o algo así. También se puede ir inventando la ruta. Digo Salt Lake porque no lo conozco y están las Olimpíadas y un amigo estará reporteando y puede ser divertido. Alojar ahí será imposible, pero podemos quedarnos en Provo. La idea es pasar por Salt Lake y ver el ambiente olímpico. Si sugieres otra parte, también puede ser. ¿Texas? ¿Wyoming? ¿Oregón? ¿Cabo San Lucas? Acepto proposiciones. Ir en barco a México tambien puede ser divertido. Yo necesito estar en UCLA el 20, así que es clave regresar el dia 19 a OC. O sea, tenemos como 9 days.

La idea es que vayamos juntos, solos. Yo puedo ayudar con la bencina y algo de la comida. Tú invitas el resto.

Respóndeme cuanto antes para organizarme.

No me llames, solo di que sí o que no vía mail.
Si es sí, acordamos bien el día y la hora y listo.
Si es no, es no.
No sería la primera vez.

Eso.

Espero tu respuesta.

Salu2

Alberto
(tu hijo)

Me llegó un mail de vuelta diciendo que aceptaba a su manera. Más que recorrer el Oeste, me invitaba a Las Vegas. Por dos noches. En avión. Había conseguido, me dijo, «un package deal». Una oferta.

Pensé mandarlo a la mierda. Luego pensé en *El empampado Riquelme*. Una amiga, sicóloga, me dijo que le parecía una respuesta correcta. Exigirle viajar, en auto, por el desierto, con un desconocido, era como mucho. No sólo yo le temía, sino él también me tenía miedo. ¿Acaso nunca lo había pensado? Cuando un tema no se habla no es por casualidad. La gente que no se conecta no se conecta, me dijo, porque hay ruidos e interferencias. Todo era muy Riquelme. Las Vegas la conocía bien, y la odiaba, pero un viaje corto de dos días, en avión, era algo que él podía manejar y quizás era mejor que estar los dos, en silencio, en medio de un camino en pleno desierto.

Me encontré con mi padre en un aeropuerto llamado John Wayne, en pleno Orange County, un día de febrero de 2002. Yo había llegado dos días antes y estuve en la pieza de un motel cerca del aeropuerto, preparándome. No tenía ninguna invitación a ninguna parte, ninguna charla. Apareció mi padre, relativamente igual, nos dimos la mano y volamos a Las Vegas. Todo en silencio. Hablamos casi nada en todo un día. Cosas como «¿un café?» o «hace calor». Lo poco que hablamos tuvo que ver con el bombardeo de las torres gemelas. La historia da para un cuento. Puede ser. Pero una cosa son las historias y los textos, y otra la vida. De un momento a otro, caminando por el casino del New York-New York, salió el tema de Carlos.

—Ése se escapó.

—Como tú —le dije—. Tú también te escapaste. ¿Acaso no te acuerdas?

Nos gritamos, nos insultamos.

—El raro, el looney, el freak eres tú —me dijo—. Contigo no se puede hablar. Nadie sabe lo que tienes en tu puta mente.

—¿Y contigo se puede?

Él partió. Yo había comprado entradas para un show. Corrí hasta él, lo paré, y le dije:

—Mira, faltan cuatro horas para el show en el Tropicana. Si estás ahí, lo tomo como una señal de reconciliación y vemos cómo lo hacemos. Si no llegas, nunca más nos veremos y cada uno podrá tratar de sacarse toda la mierda por su cuenta. Piensa: igual viniste, igual me invitaste. Quizás algún interés tienes en mí. Aunque no lo creas, yo también. Igual me dan ganas de pegarte.

Mi padre ni me contestó, ardía.

Se fue, se perdió entre las miles de personas del casino.

Vagué cuatro horas por Las Vegas Boulevard, mirando las luces, los juegos de agua, tomando todos los tragos que pude conseguir pero que eran incapaces de calmarme. Sólo diré esto: apareció en el show, con una chaqueta. El acomodador era de Quillota, y nos dijo: son chilenos, ¿no? ¿Padre e hijo?

—Padre e hijo —dijo mi padre.

Luego nos reímos mucho porque era un stand-up comedy. A la salida salimos a conversar y a caminar por la noche desértica.

Hablamos.

Comenzó a amanecer.

Quizás me perdí de escribir ese gran texto sobre mi padre pero, a cambio, me quedé con un padre de verdad. Tenía treinta y siete años, una edad decente para empezar a crecer.

— — —

Antes de partir le escribí un mail a mi primo diciéndole que estaba de paso por Los Ángeles y que podríamos vernos, ir al cine. Yo estaba durmiendo en el sillón en el condominio-tipo-asilo de mi abuela, pues pensé que no podía alojar donde mi padre, las cosas tenían que ir de a poco, para qué forzar las cosas. Le conté a Eddie que había aclarado las cosas con mi papá y que le íbamos a dar «a shot»; también le dije que había visto a toda la familia, partiendo por su padre, mi padrino, que éste me invitó a un restorán en San Clemente y me habló una hora de cómo lo echaba de menos, que a veces iba a su casa para ver si lo veía pero que no se atrevía a golpear la puerta ni a llamarlo ni nada. Le dije que me parecía que sufría, que no tenía nada claro, y que sería bueno que se vieran.

Un par de horas después Eddie me envió un escueto mail que decía:

«Quebraste tu promesa de ver a esa gente, de ver a ese sicópata de mi padre. Me traicionaste, Alberto. No te metas en lo que no te importa. Esto no es un cuento tuyo. Fuck You».

Le envié varios mails más pero nunca los respondió. No he vuelto a saber de Eddie Fuguet, aunque no me atrevo a tildarlo de desaparecido. Perdido sí, pero en el sentido más amplio. Hasta hoy, seis años después de ese correo, se niega a contactar a su padre, aunque mantiene algún contacto con su madre. Sé que no ha dirigido nada e intuyo que no ha logrado las cosas a las que aspiraba. No sé más. Acosé a su madre pero no pude conseguir un fono, una dirección. Salir a buscar a alguien que no desea verte no es grato ni fácil y te demanda energía. Así que desistí y me volví, con una idea acerca de una saga familiar contada a través de películas.

2

Una versión de la crónica que corresponde al capítulo II apareció en la revista peruana *Etiqueta Negra* en su número de abril de 2003. La crónica la escribí, en un par de días febriles, luego que Julio Villanueva Chang, el editor de ese entonces, me llamara por teléfono para insistirme que colaborara. Supongo que la llamada ocurrió a fines de enero. Escribí acerca de Carlos, usando el nombre Carlos y el apelllido Fuguet, sin pensar en las consecuencias de contar algo tan privado, de cómo podría ser leído si es que se leyera. Por suerte, pensé, la revista no circula en Santiago. Por suerte nadie de mi familia lo va a leer. Guardé los ejemplares verde-fluorescentes en el fondo de un escritorio con llave; rechacé todas las ofertas de reproducir el texto en *Paula* y en *Sábado*. Quizás fue la ola de calor, no hay que escribir cuando hace mucho calor, algo que siempre intento y pocas veces cumplo.

Venía llegando de Los Ángeles, donde, tal como narro en la crónica, se gatilló este deseo de revolver esa quietud paralizante y embarcarme en la búsqueda de Carlos, fuera cual fuera el resultado final.

Lo de hacer la crónica surgió más o menos así:

—El número que estamos preparando está dedicado a la familia —me dijo Villanueva Chang desde Lima.

—La familia. Ah. ¿Cuentos?

—No, queremos crónicas. Algo real.

—¿Real?

—Sí, una historia familiar —me dijo—. Todos tenemos alguna historia familiar. ¿Tú tienes una?

—La de Carlos.

—¿Quién es Carlos? ¿Qué pasó con Carlos?

Le conté en dos líneas.

—Escríbela al toque.

—No sé, es como privado. Una cosa es contarla, otra escribirla y publicarla. Paso, pero gracias.

—Todos tenemos un tío que se perdió. Escríbela.

—No sé. Déjame pensarlo. Te envío un mail.

Me senté unas horas después a escribirle el mail a Julio. No paré de escribir. Hora tras hora, en medio de la ola de calor, transpirando. De pronto eran las tres de la mañana y había escrito algo que no pensaba escribir. La envié, por mail, a Lima antes de que me arrepintiera. Incluso le envié unas fotos que había escaneado unos días antes.

Al apagar el computador supe que era más que una crónica.

Y era más que un libro.

Yo debía salir a buscar a Carlos.

Salir a terreno y empezar a golpear puertas.

Apuntes y escritos tomados en esa fecha (primer trimestre del 2003):

\# **Mi** padre le dice «Sherlock» al detective. El otro día me contó por teléfono que en rigor el tipo se parece a Cannon y que Glenda, su mujer, es su secretaria y siempre está comiendo «glazed doughnuts» y usa buzos rosados y lila. Mi padre pensaba que el detective podría parecerse más a James Garner en *Los archivos de Rockford* o podría ser una suerte de Robert Wagner en *Hart to Hart*. Mal que mal, me comentó, «this is Orange County, not fucking downtown L.A.». El detective es, al parecer, mayor y usa también buzos de colores claros. Sherlock es un ex policía de Los Ángeles llamado Clyde que está jubilado. Pasé por su oficina rumbo al aeropuerto y, por fuera, vi una puerta anónima ubicada en esos típicos *strip-malls* donde hay desde un Subway a un sitio para hacerse las uñas. Es la típica esquina de un suburbio: sin mucha historia, con poco pasado, genérica. Clyde Edwards & Associates: Private Investigation. Mi papá me dice que se parece a la oficina de Bob, su contador.

—No hay nada creepy or seedy —me dice, con cierto alivio.

Por mucho que Sherlock no tenga nada que ver con el imaginario pop no me queda duda de que la idea de establecer un lazo con un detective y empezar a buscar, a investigar, lo tiene entusiasmado. Él mismo me confirma que todo esto es «¡bastante exciting!».

Otro *Mail*, lleno de información. *Sherlock is delivering!* Entre los datos que le ha entregado está el hecho de que Carlos no está preso ni lo ha estado durante los últimos años. Tampoco ha aparecido en una morgue. Sherlock está noventa y cinco por ciento seguro de que está vivo. Lo llamo:

—¿Vivo?

—Alive and well —me dice mi padre—. And clean. Limpio. Nadie lo anda buscando, no tiene deudas, créditos, nada. Increíble.

Larga llamada telefónica con mi padre. Me cuenta que, a través del número de su tarjeta de Social Security, Sherlock le ha seguido la pista a mi tío. Al parecer, Carlos se ha movido bastante y ha vivido en muchos moteles. Mi papá me dice que esto le pareció a Sherlock «indicativo».

—¿Indicativo de qué?

—De un cierto lifestyle —me responde—. Puede ser un grifter.

—¿Un *grifter*?

—*Drifter*. O *grifter*. No escuché bien. Un poco de las dos cosas.

—¿Grifter? ¿Como en *The Grifters*?

—No sé, no la vi. Pero Carlos tiene una historia de con-man. Lo ha hecho antes: ha estafado, ha robado.

—Ya, pero... no ha matado a nadie.

—¿Cómo sabes?

—Mira, todo eso ya es pasado.

—The past is not alway past, as they say. El pasado pesa.

—Uno no tiene que ser como fue en el pasado.

—¿Cómo sabes que ya no es un con-man?

—Estaría preso.

—No, si no lo han pillado.

—Cierto.

—Que tiene una vida rara, distinta, la tiene. Es como nómade, parece. Es como un gitano. Sherlock dice que si bien no es ilegal tener una vida así, es sin duda síntoma de una cierta personalidad.

—¿Qué tipo de personalidad?

—La de un drifter, te dije. La de un transient. Alguien inestable, que no está quieto.

—Alguien que se mueve mucho, que no encuentra su lugar. Eso es muy americano.

—¿Eso es bueno o malo?

—Ni uno ni lo otro —le digo.

—No sé, sonó a ataque.

—¿A *ataque*? ¿Por *qué*?

Hay dos palabras que, en nuestra familia, pueden significar muchas cosas y que casi siempre que se nombran provocan ruido, rabia, dolor e impaciencia. *America y Chile; americano, gringo, yanqui; chileno, a la chilena.* Cuando mi padre quiere a veces tirar un dardo dice cosas como «esto no es Chile» o «no es la chilena». Yo me he visto usando *americano* como sinómino de rasca, de falso, de fascista. No tenemos resuelto el lazo con uno o con el otro de los países. Cuando mi padre asocia a los Estados Unidos con el paraíso, yo encuentro docenas de motivos para equipararlo con el infierno. De paso, elevo a Chile como el único lugar del mundo que vale la pena, algo que no siempre creo pero ante el ataque foráneo siento que es necesario ponerse la camiseta.

—Carlos, al parecer, es alguien que se mueve mucho, que no se establece, no tiene propiedades —sigue—. Si ha comprado cosas, o un auto, lo ha hecho al contado. No tiene cuenta corriente, no tiene tarjetas de crédito.

—Eso es poco americano —le comento—. Y muy americano a la vez. Hay toda una tradición de vagar, de cruzar el país, de no tener un lugar.

—Capaz que sea un homeless.

—No creo.

—No sé. He's probably a lowlife, algo por ahí.
A *lowlife*. Suena a novelas pulp. Jim Thompson,
Chandler. *Lowlife*. Alguien que vive una vida baja. A *low* life. Alguien que camina cerca de los al-
cantarillados, alguien que se quedó abajo, que no
pudo surgir.
—Ahora se me ocurre que podría estar en Alaska.
Dicen que muchos loonies parten a Alaska.
—Puede ser —le respondo, pensando que puede
ser, pensando que ni él ni yo ni Sherlock ni nadie
cree que cuando alguien se pierde está mejor, está
arriba, está disfrutando la vida y viviendo a lo rey.
—Lo bueno es que este diagnóstico describe bastante a Carlos —concluye mi padre—. I think he
might be right. Además, Sherlock cree que no se
ha cambiado la identidad y que, según su olfato,
no ha dejado el país.
—¿Le has contado a la Yayi?
La Yayi es como le decimos los nietos a mi abue-
la, la madre de Carlos.
—No, no hasta saber más. Mejor que no sepa.
Para qué esperanzarla. Anda a saber qué podemos
averiguar.
—¿Y si aparece muerto?
—No está muerto, Alberto.
—Pero si lo está. ¿Le dirías?
—Creo que no. Para qué.

UNA NOCHE mi padre me despertó a las cinco de la
mañana.
—Carlos está vivo y vive en Miami —me dijo al
otro lado del teléfono.

A los dos días supimos que se trataba de otro Carlos Fuguet, un cubano, que era menor que mi tío.
—Yo una vez también llamé a un Carlos cerca de Miami. Está lleno de Fuguets en Miami parece.
—Y en Caracas. Hay Fuguets en Venezuela. Bastantes.

Sherlock cobró doscientos dólares iniciales, más cien extras como gastos. Yo puse la mitad. Trescientos dólares por una información impresionante. Carlos podía ser un drifter, un homeless, pero estaba vivo. Perdido, pero vivo.

La semana pasada el detective le dijo a mi padre que cerraba el caso puesto que él no hacía seguimientos por todo el país; ya no tenía ni la edad ni la energía. Además, le dijo, era un gasto innecesario. Mi tío, al parecer, está circulando por ahí, en la costa este. A un detective le corresponde encontrar a alguien. El tema de las reconciliaciones, le comentó, no era de su competencia. En todo caso le recomendó un tipo más joven, en Santa Ana, pero al parecer enviar a alguien a recorrer el país no es un tema ni un gasto menor. Ahora mi padre es Sherlock y le está escribiendo cartas (la misma carta repetida varias veces) a cada una de las quince direcciones que le pasó el detective.
Esta es la carta:

March 5, 2003

Recordado Hmno. Carlos:

Si llegan a tus manos estas líneas, por favor llámame collect any time (949) 8XX-XXXX. Sería un gran placer saber de ti y para qué te digo... si pudiéramos vernos.

Yo estoy jubilado desde hace 2 años. La familia ha tenido varios cambios buenos y malos. Finalmente, te puedo decir que el solo escribirlas y saber que a lo mejor estas líneas llegan a tus manos me llena de una inmensa alegría.

Por favor, no dejes pasar más tiempo y llámame!!!

Por hoy esto es todo.

Recibe un fuerte, largo y cariñoso abrazo de tu hermano que siempre te ha recordado y también, siempre, con un gran cariño.

—Jaime

PS. Teléfono de Javier:

(949) 4XX-XXXX (Dana Point, CA)

\# Una ya fue devuelta: *return to sender.* La carta que envió a Denver, Colorado. Quizás lo que corresponda más adelante es ir personalmente a cada una de esas casas, le comento. Eso ya se verá, me dice. Es un país grande.

—Quizás podemos investigar juntos —le digo.

—Let's see.

\# Yo aún no canto victoria. A lo mejor no es mi tío, y quizás es una confusión. No sabemos todo pero al menos sabemos algo. Ya estamos más tranquilos. Mi padre está buscando a su hermano y yo escribo esto.

IV. Missing

dos regresos

El chico se sienta en un banco del aeropuerto y mira las maletas girar por la correa. De inmediato ve la suya. Ve cómo da vueltas. Sigue sentado. Mira su reloj Seiko y la hora de Chile. Es diciembre, faltan dos semanas para Navidad, y este es el aeropuerto internacional de Los Ángeles. De aquí salió sin despedirse para partir a un país tercermundista en blanco y negro; ahora regresa sin estar preparado. Mira las maletas. Desearía no tener que salir a la terminal y encontrarse con los que le esperan. Le gustaría quedarse en esa tierra de nadie que son las aduanas, las puertas de embarque y policía internacional. El chico quiere llorar pero no se atreve, no sabe cómo. Menos, en público. El chico no tolera sentir todo lo que siente. El chico echa tanto de menos que siente que no puede respirar.

— — —

El chico no entiende por qué aceptó venir. El chico siente que su madre lo traicionó y no cumplió la parte del pacto. Él se puso de su lado y, ahora, ella lo embarcó en esta aventura con este desconocido. Sabe a lo que viene y no quiere que suceda: ha llegado a ver a su papá, a visitar a su familia paterna, a conocer a la nueva mujer de su padre. Su maleta es la única que existe. Un tipo de la aerolínea se le acerca y le pregunta si esa es su maleta. El chico le miente y le dice que no sabe inglés.

— — — —

Es 1981. Es la primera vez que regresa a California desde que fue de vacaciones a Chile. Las vacaciones duraron para siempre aunque ahora siente que está en un país que ya no es el suyo. Que ya no quiere que sea el suyo. Odió el aeropuerto de Miami. Todo lo que piensa y siente es en castellano. Se fue un niño gringo y ahora es un adolescente chileno.

— — — —

Los ve, lo ven. Su padre ahora parece americano, se viste como Lee Majors. Tiene cuarenta y un años pero se ve menor para tener tanto, piensa el chico que cumplirá diecisiete en tres meses más. Su abuelo sonríe, no puede creer que ahora el muchacho es más alto que él. Lo abraza; huele a colonia y a gomina. Su abuela está igual, anda de celeste y tiene el pelo levemente lila-blanco. La abuela se pone a llorar y lo abraza y lo aprieta y les gusta eso, le sorprende que alguien de la familia sea tan buena para abrazar y querer, y al verla se siente mejor, siente que no es el único tipo en el mundo, se siente menos solo. Todo se ve moderno, igual que en las películas, nada que ver con el aeropuerto de Santiago. Mira pero no la ve. La mujer de su padre no está. Quizás se separaron, piensa. Ojalá. Sí está su padrino, Javier, y su mujer, Vickie, y sus dos primos chicos que están más grandes pero siguen siendo chicos.

— — — —

El auto de su abuelo es fino, elegante, eterno. Un Cadillac o algo parecido. Sus abuelos van adelante. Él va atrás junto a su padre. Le preguntan las típicas cosas: que cómo están estos, esos, aquellos. La abuela tiene un termo y sirve café. El viaje es largo. Andan por una carretera inmensa, llena de autos, que pasa por fábricas que parecen rascacielos de luces. La abuela le pasa un tarro de jugo V-8 que no ha tomado en al menos cinco años. Le pasa barras de chocolate Hershey, Almond Joy, Three Musketeers. Pronto terminan las preguntas. El padre mira por la ventana. El chico también. Mira pasar los autos. Nadie habla. El chico se hace el dormido pero no duerme. Piensa que le quedan más de sesenta días en esa ciudad, con esa gente, lejos de su mundo, lejos de sí.

— — —

Todos están reunidos en el living del departamento de sus abuelos, en la calle Ridge Route, en El Toro, Orange County. El chico siente que está en el fin del mundo. La televisión es a color. Mira las fotos en la repisa: fotos de él cuando chico, de sus primos, de su tío. El chico pregunta por su tío Carlos pero nadie dice nada.

— — —

El chico le dice a su padre que quedó de llamar a su madre. Él le dice que perfecto pero que es mejor que llame de su casa. El padre le explica que él vive en un departamento más chico que está al otro lado del patio, más allá de la piscina. Tú vas a alojar con tus abuelos, le explica, pero nos veremos todos los días. Podemos comer todas las noches, somos vecinos. Salen y bajan la escala. La piscina está iluminada y rodeada por una reja. Hace frío. El padre se detiene y le dice: antes de entrar tengo que decirte algo. El chico le responde: sé lo que me vas a decir.

Qué, le pregunta el padre. Me vas a decir que vives con alguien. Sí, le dice. ¿Cómo sabes? Supe, me contaron en Santiago. ¿Te parece bien?, le pregunta. Me parece no más, qué quieres que te diga. Pudiste decírmelo antes, por carta, por teléfono. Ahora qué quieres que te diga. Es, no más. Es. Siguen caminando. ¿Es americana?, le pregunta el chico aunque sabe que no lo es. Es chilena, le dice. Ah, qué casualidad, qué suerte, conocer una chilena acá. El padre no le responde. Suben a un segundo piso y abre la puerta.

— — —

El chico no esperaba que la mujer, que estaba adentro, pareciera una tía. Es normal, podría ser amiga de su madre. No parece una modelo o una actriz porno. No es como todos se la imaginaban en Santiago. No tiene cara de amante sino de esposa. El chico la saluda de beso, educado. Ella se ve más nerviosa que él. Aquí viven, pregunta. Sí, le dicen los dos. Dónde está el teléfono. El padre lo lleva al único dormitorio y saca de debajo del teléfono una papel lleno de números y códigos. Marcan. Atiende su mamá. El chico le dice al padre que salga. El padre cierra la puerta. Cómo llegaste, le dice su madre. Bien, pero me quiero volver. Lo odio. Está con su mujer. Todo es verdad: vive con una mina. Sé bueno con ella, no tiene la culpa. Cómo que no. Es chilena, seguro que la conoció allá, se la trajo, nos abandonó. Cómo están tus abuelos, le pregunta. No tan viejos, pero muy gringos. El abuelo usa pantalones a cuadros. Mamá, le dice el chico, mi papá es raro; no sé qué decirle, no sé de qué hablarle. No lo conozco. Me quiero volver, ahora. Ahora. Venme a buscar, envíame un pasaje, por favor.

— — — —

El chico está en la cama que le tocó en la pieza de aloja-
dos en el departamento de sus abuelos. Es una oficina-
pieza. Hay un escritorio de su abuelo y papeles y un ca-
lendario lleno de anotaciones. El cambio de hora lo tiene
alterado, enredado. Ha parado de llorar, ya no puede llorar más, le molesta que a su edad sienta esas cosas. Ve la
luz del amanecer. Escucha el ruido de las duchas, de la
cocina. Se duerme. Unos golpes lo despiertan. Entra su
abuela y le dice que se están yendo al trabajo. Que dejó
una llave para él en la cocina. que coma lo que quiera.
Llegarán a la tarde. Que coma lo que quiera.

— — — —

El chico toma jugo de tomate V-8, come cottage cheese,
torrejas de salame, jugo de manzana. Come todo lo que
no hay en Chile. Intrusea por la casa pero no se atreve a
entrar a la pieza de sus abuelos. Sigue en pijama. Enciende el televisor. Hay como nueve canales. Desarma su maleta y guarda sus cosas en el cajón que le dejaron libre.
Encuentra una novela con una pareja desnuda en la portada. Mira la dedicatoria que le colocó su profesora. Recuerda cómo se besaron, con lengua, en el auto y cómo
ella luego lo empujó fuera y le dio una bofetada y le dijo
que no podían seguir, que era un error. La lengua se la
metió ella, la mano que le bajó el cierre del pantalón gris
y jugó con su vello púbico también. Trata de leer el libro.
Lee tres páginas y no entiende nada. Lo guarda en su ve-
lador. Se sienta en el living y mira televisión. Programas
donde la gente se grita y se pega. De aburrido empieza a
tocarse a través del pijama.

———

La puerta del departamento se abre. Es su abuelo. Son las doce quince del día. Qué hace de vuelta a esta hora, piensa. Cómo está, le dice. Pensé que llegabas a la noche, Abuelo, le dice. No me trates de tú, no soy tu padre, le dice, seco. Trabajo medio día, le explica. ¿Recién se despertó? Sí, le miente el chico. Por el cambio de hora. Vaya a ducharse y use una bata. No tengo bata. Le pasaré una mía. El abuelo cambia de canal, pone el noticiero. El chico se queda a su lado. El abuelo lo mira y le dice: no me gusta que me miren cuando miro televisión. Usted tiene su pieza, úsela. El chico le dice que no tiene televisión. Entonces lea, ¿no dicen que usted es tan inteligente? Lea.

———

Su prima Geraldine cumple años, cuatro o tres, quizás cinco. El chico lleva como cuatro días en Orange County. Es un domingo. Hay torta y comida y bastante gente. El departamento está lleno de parientes que apenas recuerda. Todos hablan castellano. Todos le dicen que está grande, que está alto. Su primo Eddie mira televisión y se come un pote de maní salado. Una tía que él recuerda como bien amiga de su madre le pregunta por ella, por sus abuelos de Chile, por Santiago. Otra tía, más joven, prima de su padre, lo interroga por lugares. Ella se llama Sandra y está obsesionada con Providencia. Le pregunta por el Tavelli, por el Drugstore, por el Pollo-Stop. Sandra la pregunta al chico qué palabras están de moda. Todavía se usa choriflai. No, le dice, no. Choro, la raja, descueve. No creo, comenta el abuelo, no creo que la gente decente hable así. El chico no entiende lo que dice porque toda la gente que conoce habla así, por lo que no lo toma en cuenta. ¿Qué más? ¿Dicen caballo?, pregunta Sandra. No, caballo no, es como antiguo, pasado de moda. Huevón, dice el chico, eso se usa mucho. Es como un verbo, un adjetivo, un comodín. Puta la hueá, hueón, la media huevá, el huevón huea, no huevís, ¿me estás hueveando?, dónde se me quedó la huevada. Mentira, le dice el abuelo que no se ha saltado una palabra de este diálogo privado entre el chico y Sandra. Mentira, no mienta, la gente decente, bien, no habla así, así hablan los rotos. No es así, abuelo, todos hablan así. Yo hablo así, los jóvenes hablan así. Entonces usted también es un roto. El chico no sabe qué responderle. Todos callan, los miran. Quizás, pero da como lo mismo. No da lo mismo, le replica. Sí da. Todos hablan así. Si quiere mentir, mienta fuera de esta casa, no voy a aceptar ese comportamiento. Qué comportamiento, le dice el chico, no estoy mintiendo, todos usan la palabra huevón. Su hijo usa la palabra. El abuelo mira al padre, que mira el suelo. Nunca delante de mí, dice. Delante de mí, sí: puta la huevada, la puta que lo parió. Así habla, mi mamá también dice huevón, todos lo dicen. Entonces tu madre es una rota, le dice, rojo. No más que usted, señor; disculpe pero el roto es usted. Sale de esta casa, mocoso maleducado, se nota que la que te cría es tu madre, qué se puede esperar de ella. No hable mal de mi madre, por favor. Hablo como quiero de quien quiero, esta es mi casa. Sale, te dije, sale. Viejo culeado, le dice, en su cara. El abuelo trata de pegarle pero el chico le agarra el brazo. ¿Acá no estamos en un país civilizado? Ya no estamos en Chile, señor. El chico sale, sale y corre, corre y corre por las calles oscuras hasta que se pierde. Se demora en llegar. Llega al departamento de su padre. Su padre le pregunta si está calmado y le dice que su padre es un tipo a la antigua. El chico le pregunta quién cree que tiene la razón. El padre le dice que ninguno. El chico le pregunta si lo defendió, si le pegó a su padre o algo. Tú partiste, le dice. Yo no partí, le contesta. Y si hubiera partido, tengo como sesenta años menos que él.

— — —

El chico se topa un día con su abuelo, los dos están solos en el departamento. El chico se ha quedado dormido. Estuvo viendo televisión hasta muy tarde en la casa de su padre. Su abuelo no le habla. No le ha hablado desde que sucedió el conflicto para ese cumpleaños. El abuelo no lo mira, lo evita. Para Navidad no le dijo nada, no lo tocó, no lo miró, no le regaló nada. El chico cree que su padre debería intervenir pero capta que todos le tienen miedo y respeto. El chico lo teme pero no lo respeta, quizás esa es la diferencia.

— — —

Su abuela no trabaja haciendo aseo los jueves. Le cuesta imaginarse que sea una empleada doméstica. Su abuela en Chile tiene empleada doméstica. El jueves es uno de los mejores días porque durante la mañana el sicópata no está. Así le dice a su madre por correo: el sicópata sigue sin hablar ni mirarme; es un picado. Su abuela le cocina los jueves panqueques, lo que quiera. Un jueves van en bus al Laguna Hills Mall y le pasa dinero y se gasta el dinero en libros y en una chaqueta de cotelé con chiporro para el frío. Otro jueves van en bus a un restorán llamado Bob's Big Boy a almorzar. La abuela pide café y un sándwich de pollo. El chico le pregunta si su abuelo le va a hablar. Ya se le va a quitar, le dice, pero el chico entiende que no, que nunca le va a hablar mientras viva. El chico le pregunta a su abuela sobre su tío Carlos. Ella le cuenta que lo van a ver los domingos y que Carlos pregunta por él. El chico le pregunta si no le da miedo la cárcel. Ella le dice que es un sitio bonito, rodeado de pasto y árboles. El chico le pregunta si Carlos ha matado gente. Ella le dice que Carlos es un chico bueno que «se perdió», que le ha tocado duro. Por qué está preso, le pregunta. Porque tomó de lo ajeno, se tentó y ahora está pagando porque esas cosas no se hacen y aprendió su lección. El chico le dice que le gustaría mandarle una carta, ella le dice que se la va a dar, que Carlos estaría feliz. El chico le cuenta cosas buenas de su tío, cuando él vivía en el valle y él los iba a ver, los sacaba a pasear, les llevaba cosas, jugaba con ellos. La abuela le dice al chico que su tío va a salir libre unos días antes de que regrese a Chile.

— — —

El chico empieza a entender las rutinas. Tiene una bata de seda. Sus abuelos se levantan tipo cinco de la mañana. Su abuelo trabaja en algo con Cadillacs y regresa, siempre, a las doce y cuarto. Ve televisión, lee *The Reader's Digest*, come un sándwich con una taza de té. Luego sale a buscar a la abuela a una de las casas que limpia cerca del mar. Regresan a eso de las cuatro de la tarde. Los martes llegan más tarde porque pasan al supermercado. Generalmente están durmiendo antes de las once de la noche, a veces incluso más temprano. El chico se preocupa de no ver a su abuelo, de no estar con él porque ya le da entre asco y risa. Su padre se levanta a las dos de la mañana y regresa a su departamento como a las tres de la tarde pero duerme siesta. Su padre reparte pan por todo el sector. La nueva mujer del padre sale como a las seis de la mañana y llega a las cuatro de la tarde. No tiene claro qué hace pero tiene que ver con un colegio. Comen a las cinco de la tarde mirando las noticias. Están durmiendo antes de las diez de la noche. El chico ve los late-shows o películas antiguas hasta la una de la mañana antes de que su padre se levante. Con el dinero que le dio su Tata se compró un despertador barato. Duerme en su pieza hasta las diez y media. Se ducha y sale, siempre intenta salir del departamento antes de las once y media. Se va al departamento de su padre. Ahí ve tele hasta que llega su padre. Él le dice un par de cosas y se queda dormido, se va a la pieza a dormir. Los domingos sus abuelos se levantan a las seis y parten a ver a su tío Carlos que está en la cárcel en un lugar llamado Chino. Ese día duerme hasta como las diez y cruza a desayunar con su padre y su mujer y luego van a un paseo dominical.

— — —

A veces sale a caminar. Camina tres cuadras a una estación de servicio y compra el diario. La sección de cine es inmensa y le gustan los avisos. Todas las películas que desea ver, eso sí, se exhiben en Los Ángeles, que está lejos. También compra revistas de rock y de cine. En una librería compró un libro de críticas de cine llamado *When The Lights Go Down*. Marca con estrellitas las que ha visto. Capta que ha visto muy pocas. Las lee y relee. Luego compra otro libro de la misma crítica, *Deeper Into Movies*. Un día hizo calor y fue a la piscina pero el agua estaba helada. El padre siempre se queda dormido cuando ven televisión. A veces salen a comprar, al mall. Una vez le compró botas de vaquero que el chico sabe que nunca usará en Santiago. Van al cine, ven estrenos, cosas como *Reds* y *Ragtime* y *Taps*.

— — —

El chico escribe algunas cartas, le escribe una carta de amor a la chica que le gusta y le pide perdón por lo estúpido que se portó en el viaje idiota de curso a Brasil. La chica nunca le responde. Hacen paseos: a Hollywood, a San Diego, al desierto, a la nieve. Al chico le gustaría salir por su cuenta pero no tiene auto. Casi no hay buses. Un día tomó un bus a la playa y se demoró tres horas en llegar. No le gusta andar en buses. Se dedica a caminar por el barrio. Camina y camina por veredas vacías. Nunca llega a ninguna parte. Da vueltas por supermercados, por el mall. Pasa tiempo en una librería pésima que se llama WaldenBooks. Se aburre. Pero no es el fin del mundo. Queda menos, le queda menos para volver. La vida que tiene en Santiago no se parece en nada a la que tiene acá, piensa. No tiene amigos con autos, no tiene amigos, no hay micros, metro, fiestas, juegos Delta. Allá vive, acá espera. Odia la vida americana, le parece patética. El chico se promete nunca ser un inmigrante. Acá todos esperan, le escribe a su madre. Es lo que todos hacen: esperar. Esperan regresar a Chile, esperan jubilar, esperan morir.

— — —

El chico recibe una carta de su madre. Le cuenta de Santiago, del veraneo en Maitencillo. La madre del chico le pide que le prometa que cuando Carlos salga de la cárcel que tenga cuidado. Puede ser una mala influencia. Quién sabe qué ha hecho o le han hecho, le dice. Sé que es cariñoso y siempre los quiso mucho pero ten cuidado. Es, mal que mal, alguien que ha cometido un crimen.

— — —

El chico un día está en su pieza leyendo una revista. Ha estado esperando que llegue su abuelo. Éste llega. El chico sale y va a la cocina y lo mira a los ojos. El abuelo no lo mira.

Me va a hablar, le dice. No sea maleducado, le responde. Ya me dijo eso, le dice. Yo también me quiero ir, le dice. El abuelo prepara su sándwich con delicadeza. El chico se fija cómo esparce mostaza en su pan. Al menos no tengo un hijo en la cárcel, le dice. Seguro que cuando Carlos salga le va a robar todo. El abuelo no le responde, se va a su asiento reclinable y enciende un cigarrillo. Usted fuma mucho, le va a dar cáncer, le dice. El abuelo enciende el televisor y se echa para atrás. Ojalá que le dé y que sufra, agrega. El chico sale, cierra la puerta de un portazo y se va a la casa de su padre, donde se toma un vaso entero de vodka. El chico se queda dormido en el sofá con la televisión prendida.

El chico va en el asiento de atrás del auto. Han estado mirando el *Queen Mary* en Long Beach. Le quedan seis días para volver a Santiago, a cuarto medio. Febrero está terminando, es 1982. El chico cuenta los días para partir. Hoy, sin embargo, sólo quiere llegar de vuelta al departamento de sus abuelos. Hoy es el día en que Carlos ha salido de la cárcel. Por lo que le contó su abuela, ellos lo iban a ir a buscar a Chino. Carlos estaría en la casa alrededor de la una de la tarde. Son las cuatro. Por fin llegan a la casa. El chico corre al departamento de sus abuelos, abre la puerta con llave. Carlos está ahí, con una camisa roja. Carlos no parece Carlos. Carlos no tiene nada que ver con Carlos. Carlos le da miedo, lo asusta. Carlos lo abraza y el chico siente entre asco y miedo. Carlos parece un asesino. Tiene el pelo largo, una barba inmensa, como de revolucionario ruso, llena de canas. Carlos se ve viejo y está gordo, muy gordo. Uno come mucho allá adentro, dice. Ingresa el padre del chico, su mujer. El padre abraza a su hermano, le presenta a su mujer. También está el otro hermano. Todos están sentados y están mirando televisión. El chico no sabe qué preguntar, así que no pregunta. Nadie habla de la cárcel. Poco a poco el chico va reconociendo la cara, los gestos, los rasgos del Carlos que conoció a comienzos de los setenta. Su abuela lo llama y le dice que ella le hizo su maleta. Ahora Carlos ocupará su pieza. Estos últimos días el chico dormirá en el sofá del departamento de su padre.

— — — —

Al día siguiente el chico va al departamento de sus abuelos y capta que Carlos está durmiendo. Le golpea la puerta, entra. Carlos sigue durmiendo. La pieza huele a hombre encerrado. El chico le dice a Carlos que se despierte, que su padre llega a las doce y cuarto y es mejor no estar cuando él esté, que no le conviene. Carlos lo mira con los ojos llenos de sueño y le dice: tienes razón.

— — — —

El chico invita a Carlos al departamento de su padre. Carlos se sienta en el sofá. El chico le ofrece un trago. Carlos acepta. El chico prepara dos Bloody Mary dobles. Carlos abre la ventana y fuma. Carlos le pregunta si fuma, el chico le dice que no. Carlos le pregunta si ha fumado marihuana, el chico le dice que prefiere la cocaína. Carlos le dice que le cae bien, que pueden ser amigos. Conversan toda la tarde, hablan de mujeres, de sexo, de pajas, de drogas, de rock, de cine. Carlos le pregunta por Chile, por la dictadura, por Santiago. El chico le cuenta acerca de su abuelo. Carlos le contesta que es un hijo de puta amargado y cobarde, un fracasado. Y usa pantalones a cuadros, acota el chico. El padre aparece a las dos y los ve. Su cara lo dice todo. ¿Han estado tomando?, pregunta. El chico está mareado. Carlos es lo mejor, le dice el chico a su padre, Carlos es lo mejor, antes de tropezarse y caer en la alfombra, con ataque de risa.

— — —

El padre del chico no es bueno para hablar ni para expresarse pero todo ha quedado claro: Carlos no puede estar con el chico a solas. Pero nadie los puede vigilar. El chico está solo en un departamento, Carlos en el otro. El chico llama a su tío y hablan de mil cosas. Carlos le dice que lo acompañe a la peluquería. Camina ocho cuadras largas hasta llegar a El Toro. El chico le habla de The Police y The Clash; el tío le compra un álbum de Warren Zevon. Carlos le dice que Joan Jett es tirable. Carlos se corta el pelo como militar y el chico hace lo mismo. Así mi padre no podrá decirme que lo tengo largo. El peluquero es hondureño y hablan de política. El peluquero le corta la barba, se demora bastante. Carlos se ve mejor, más joven, sin barba. Carlos y el chico van a Die Winerschitzel a comer hot dogs americanos. Carlos le pide plata e ingresa a una botillería y compra tequila. Caminan hasta un parque y lo beben de a poco. El parque tiene una laguna con patos. Carlos habla mal de ese mundo burgués, dice que le parece una mierda, que cuando se le acabe la libertad condicional quiere irse, volar, recorrer, no estarse quieto. Al rato aparecen dos chicas en un Mustang negro. Carlos les presenta al chico. Las chicas estaban en la botillería. Carlos les dijo que estarían ahí. Las chicas sacan marihuana. El chico tose y tose pero fuma. Una chica dice que por qué no se van a su casa, que tiene un jacuzzi. El chico considera que Carlos Fuguet es el tipo más cool e intenso del planeta.

— — —

Carlos lo despierta por teléfono. Al chico le quedan tres días para irse. Carlos le dice que quiere despedirse, que está por llegar el fin de semana y mi padre querrá verme a solas. Carlos le dice que quiere invitarle a ver una película llamada *Missing*, que es nueva. Sí sé, le dice, la vi en el diario. Esa cinta nunca la van a dar en Santiago, nunca. Se juntan frente la puerta del edificio y esperan el bus. En el mall toman otro bus y luego otro. Viajan como tres horas hasta llegar a Costa Mesa, donde hay otro mall pero mucho más grande. Se acercan al cine y compran las entradas para la función de las dos de la tarde. Luego ingresan al mall y van a una librería y Carlos ve el libro con la misma portada del afiche y compra dos ejemplares. La da uno al chico: escóndelo y léelo en Chile. Toman café y Carlos le habla de política y le hace muchas preguntas. El chico no sabe mucho. Carlos le dice que debería estar más enterado, que en un año ingresará a la universidad. Cruzan la inmensa calle y entran a la sala de cine. Carlos le dice que si se hubiera quedado en Chile capaz que él hubiera desaparecido. Desaparecí de otra manera, le dice, pero el chico no entiende, no entiende lo que le dice. Tampoco sabe que esta será la última vez que estarán juntos.

V. El otro

la sombra de la sombra

Carlos, Carlos, Carlos.

Siempre te he estado buscando, al parecer llevas años colándote a mi inconsciente, a mi consciente, a mi vida, a mi vida literaria, a mi planeta.

¿Por qué?

¿Tanto me identifiqué contigo?

¿Has sido, como dicen, mi *doppelgänger*, mi otro?

¿Qué tengo que ver contigo?

¿Qué gatillaste en mi imaginación?

¿De dónde viene la conexión?

¿Dónde puta estás?

A veces creo que lo que nos ha unido, lo que hizo que me pegara a tu espectro como una sanguijuela anémica, fue el tema de transformarse en otro. Mi tesis es que todo tuvo que ver con cambiar de país. El trasplante verdadero. Mucha gente cambia de idioma, es cierto, de país, de cultura, de entorno. Pero para los dos fue un cambio radical. La gran diferencia, creo, fue que quizás tuve más suerte, más soporte emocional dentro de todo, y estaba más preparado. Lo tengo más que claro, y si no es verdad, lo creeré igual hasta el fin de mis días: me transformé en escritor (en alguien que vive en la cabeza, que se dedica a crear aunque sean anécdotas o artículos o posts o cortos) porque perdí un país pero, sobre todo, porque perdí un idioma. Dicho de otro modo: no creo que si me hubiera quedado en California hubiera terminado trabajando en la cocina de un hotel o siendo obrero en una fábrica textil como tú. Hubiera terminado siendo algo más genérico. No tengo idea qué. ¿Manager de una tienda de zapatos de un mall? ¿Algo ligado a las comunicaciones? ¿Al cine? Dudo que hubiera sido un creador, sino, más bien, un técnico, alguien que es parte de «la industria». Quién sabe. Es pura e inútil, aunque a veces adictiva, especulación. Todos los que han vivido una experiencia parecida se entretienen con el juego. Un juego que, por lo demás, se puede aplicar a todo: ¿qué hubiera pasado si no me hubiera quedado en mi pueblo, si hubiera estudiado esa otra carrera, si me hubiera casado con esa argentina que tanto me quiso, si no nos hubieran obligado a abortar cuando tenía diecisiete?

A Carlos se le vino el mundo encima a los dieciocho; era joven pero, en términos de trasplantes, ya era viejo. No estaba preparado para el cambio y el cambio claramente lo cambió. Por mucho que aprendiera inglés, el castellano seguía siendo su lengua, aunque la usara cada vez menos. Si hubiera querido expresarse por escrito, no tenía un idioma en que hacerlo. Tampoco pudo estudiar; menos, estudiar lo que hubiera querido. Mi caso es parecido pero, hoy, escribiendo esto, noto y agradezco las diferencias: yo fui trasplantado a Chile, es cierto, sin que yo participara en la decisión, pero fue a otra edad. Casi a los doce. Ingresé a un colegio, y luego estudié la carrera que, en ese momento, pensé que era la que deseaba y que, sin dudas, es la carrera que me abrió las puertas a lo que quería. Tuve, por un tiempo, una familia nuclear y no fui lanzado a trabajar. Tuve un hogar, abuelos, tías, primos, vecinos, amigos. No llegué a Santiago solo y obligado a trabajar en algo que nada tenía que ver con lo que tenía planeado. Carlos pasó de estudiante universitario a obrero no-calificado. No es el fin del mundo, cierto, pero sin duda es algo que puede ponerle fin a todo un mundo que recién se estaba abriendo.

Mi vida, en rigor, no tiene nada que ver con la de Carlos.

Ahora capto que esta obsesión que me dicen que tengo con él, y que creo que es cierta, quizás fue un deseo de ser como él. O, puede ser, funcionaba como una suerte de fantasía negativa: ¿qué hubiera sido de mí si las cosas hubieran ocurrido de otra manera? O quizás las cosas van por otro lado: Carlos se perdió por mí. Raro pensando que apenas me conoce. A veces pienso que yo me transformé en escritor porque él no pudo serlo.

¿Hubiera sido escritor si mi tío lo hubiera sido?

Mi padre me dice que de dónde saco que Carlos hubiera sido escritor.

—No entiendo por qué lo idealizas tanto —me dijo una vez, en su departamento, mirando el mar de Higuerillas—. Lo más grande que hizo, la razón por la que lo vamos a recordar al final, es que se perdió. Es triste decirlo pero es así.

—¿De verdad crees eso?

—Si Carlos no hubiera ido preso, no se hubiera desaparecido de la faz de la tierra, quizás estarías fascinado con Javier, tu padrino. Mal que mal, él sí fue a Vietnam. A él también la vida se le dio vuelta: llegó a California a los diecisiete y, dentro de todo, lleva una vida normal. Aburrida, quizás, o poco dramática, pero tiene una vida como la de todos. Pero, claro, a ti esas vidas te parecen poco interesantes, ¿no?

———

Trato de recordar una conversación con una amiga sicóloga, en su departamento, tarde en la noche, por ahí por marzo o abril de 2003, luego de enviarle por mail mi crónica de *Etiqueta Negra* y antes de partir de regreso a Los Ángeles a iniciar mi búsqueda en terreno. Le cuento que deseo aprovechar mi próximo viaje a los Estados Unidos para empezar una investigación en terreno. Usar la información que ha recolectado el detective privado. Conocer a posibles vecinos, roommates, jefes, amigos, enemigos, chicas, gente que lo ha visto, si es que lo han visto. Gente que quizás me puede dar claves o pistas, gente que al menos me puede contar algo de él: qué hacía, cómo vivía, algo de su cotidianidad.

—Déjalo tranquilo. Se murió. No gastes tiempo ni dinero. Usa tu viaje para pasarlo bien. Para visitar amigos que están vivos.

—No creo que esté muerto.

—Peor entonces. ¿Nunca no has contestado el teléfono porque simplemente no quieres hablar, no quieres ver a nadie?

—Sí.

—¿Te gustaría que te buscaran si no quisieras que te encontraran?

—Depende.

—Mira, es una fantasía, y una muy poderosa, creer que uno puede intervenir, ayudar. Los que se quieren matar, porque perderse como lo hizo tu tío es una suerte de suicidio social si es que no se mató y punto, lo van a hacer sí o sí. Que un amigo o familiar intervenga o detenga una decisión tan personal es una falacia. A lo más retrasan una decisión. La decisión final, la decisión real, la toma la persona. Y la decisión más dura, la más valiente, es no hacerlo. Es decir: voy a intentarlo, voy a vivir, me voy a dar una oportunidad. La vida es una mierda para casi todos y así y todo la gente sigue viva, conectada, circulando. Tu tío hizo algo muy chileno: se mató pero no se mató. Quedó muerto en vida. Por eso me atrevo a decir que está muerto aunque no lo esté.

—No creo. De verdad creo que está vivo.

—Para todos los efectos se mató porque desapareció de los otros. El lazo tuyo hacia él no es recíproco. ¿Te ha escrito? ¿Ha mantenido una relación secreta contigo, por escrito, o por teléfono, a espaldas de su familia? Es algo que sucede. Yo soy el único lazo que tiene una prima mía con su familia. Pero él cortó, al parecer, con cualquiera que tenga el apellido, la sangre, o que conozca a alguien que conoce a alguien. La paranoia llevada al extremo. Perdona que sea franca pero es así. Tu tío no me parece una figura romántica sino bipolar. Enferma. El tipo de gente que arrastra y hiere a los otros.

—¿Pero todo lo que le ha tocado? ¿Todo lo que le hicieron?

—A todos les pasan cosas, a todos nos han hecho cosas. Córtala. Carlos dejó de estar. Si se mató porque no pudo más, ojalá que descanse en paz. Respeto la decisión. Si está vivo pero «lejos», escondido, creo que está mal o, al menos, que todo le salió mal. Piénsalo: matarse pero seguir vivo. Es raro.

—Pero por qué. Si está vivo, claramente está con otra gente.

—Sí, pero con gente que no sabe quién es. Mira: nadie puede realmente ayudar a otro. Lo sé por experiencia. Si te contara cuántos pacientes se me han muerto. Cuántos no he podido ayudar. Lo que uno hace es acompañar a alguien para que tenga la paciencia y la tranquilidad para tomar la decisión correcta. Aunque te parezca duro, vivir o matarse son opciones personales y respetables. Esto de morir en vida me parece agotador, enfermo y, sobre todo, dañino.

—Seguro que has salvado a muchos...

—Sí, pero en este caso no lo puedes salvar tú. ¿Cómo lo vas a salvar? Si está muerto y lo encuentras, capaz que hasta sea peor. La idea de que esté vivo se terminará, lo mismo que la esperanza.

—Pero la duda, la angustia, terminará.

—Mira: tu familia no está angustiada, a lo más tiene curiosidad, que no es lo mismo. El más interesado en todo esto eres tú y, sé sincero, te atrae la historia, el personaje. Que esté vivo o esté muerto no te afecta tanto. Vas a seguir vivo. Tu vida no se ha congelado o se ha vuelto intolerable por la incertidumbre. Lo que tú necesitas es un final para tu historia. Cualquiera de los dos, esté vivo no sé dónde, o muerto o lo mataron en Alaska o en el desierto, también lo es. ¿Sí o no?

—Sí.

—¿Viste? Te conozco: todo esto es para ti una historia. Y la quieres vivir, lo que me parece bien, divertido, pero todo esto tiene que ver contigo.

—Ya, OK, pero si lo está... si está vivo, ¿cómo crees que estará?

—¿Cómo crees que puede estar?

—No sé.

—No tan bien. No puede estar tan bien. Imposible. Te lo podría apostar. Al menos consigo mismo. Nadie se pierde por casualidad. Tu tío, disculpa, no está perdido. Está muerto, por sus propias manos, o por las de otros, o está huyendo. Nadie que huye está del todo bien. Dudo que tenga una familia y un buen estado económico y muchos perros; al revés, quizás está esperando obtener eso para volver a aparecer.

—¿Y si tuvo un accidente? —le digo.

—No hay accidentes, querido. Digo: si lo atropellaron es mala suerte, pero su pasado, digamos, por lo que me cuentas, no es un pasado estable. Este tipo te puede fascinar, obsesionar, identificar, algo que no me parece del todo sano, pero bueno, allá tú, pero no creas que tu tío, vivo o muerto, no es o fue un tipo dañado. Seriamente dañado.

—No puedo creer que digas que si murió atropellado en, no sé, Miami, sea su culpa.

—No digo que sea su culpa que lo atropellaran en Miami o lo asesinaran por drogas o deudas en Chicago. Creo que tiene que ver con una vida mal llevada, mal resuelta. ¿Dos veces preso? ¿Dos matrimonios deshechos? Una vida errante... Creo que es más creíble que lo asesinaran en Chicago.

—Quizás murió no más. De un ataque al corazón.

—Quizás. Pero la verdadera pregunta, Alberto, no es tanto cuán dañado es o era, si está o no está en problemas, sino por qué nadie lo busca. Por qué nunca se supo nada; si murió atropellado en Miami, ¿por qué la policía no avisó? Estamos hablando de los Estados Unidos. Allá *todo* se sabe. Eso implica que quizás murió atropellado como NN, algo que tampoco indica que tenía control de su vida. O que lleva o llevaba una vida curiosa.

—¿Curiosa?

—No normal.

—¿Qué es normal? Tú hablando de normal.

—Sabes perfectamente de lo que hablo. Una vida poco convencional, que no tiene nada de malo, cierto, pero sin duda una vida que se acerca más a una vida gitana o una vida de homeless o alcohólico o algo por el estilo. O de nómade, no sé. Y si tiene dos niñitos y un trabajo y una casa con vista a un bosque, aun así me parece extremadamente revelador que esté perdido. Si odia tanto a su familia, que les diga «adiós, no cuenten conmigo». Lo he visto y me parece que es la manera más sana de enfrentar ciertas locuras. Pero, insisto, lo más alucinante, lo más novelesco, es que nadie lo busque. Que nadie lo haya buscado. ¿Por qué tu abuela no está internada en un manicomio o, al menos, vive dopada con píldoras o no está rayada con la obsesión con tal de encontrarlo? Mira no más las madres de los detenidos-desaparecidos chilenos. O las Madres de Mayo. Yo he atendido mujeres que nunca se han recuperado de la muerte de un hijo. Pero sabían que estaba muerto. Conozco una familia cuyo hijo se «perdió», yo creo que se suicidó por razones que no te puedo contar, pero el azar quiso que el cadáver nunca apareciera. Mi tesis es que se tiró al mar y quedó bajo unos roqueríos. Algo atroz. Pero esas cosas pueden suceder. Lo tremendo es la incertidumbre. Eso es lo que ha decapitado a esa familia. Mira: que nadie lo haya buscado me parece una señal clara respecto a tu familia. Una familia bastante maldita, bastante disfuncional, aunque deteste esa palabra. Carlos no es el único dañado ahí: es el único que ha escapado de manera literal. Pero los otros... prefiero, por respeto, ni comentar lo que opino de tu abuela.

—Pero dime...

—Me parece un monstruo. Eso. Me parece una mujer muy fuerte, pero a la vez tan, tan débil que, creo, se escindió ciento por ciento. Creo que la verdadera perdida del cuento es ella.

—Pero no tiene dinero, no sabe inglés, no sabe manejar. ¿Qué podría hacer?

—Volverse loca. Ser obsesiva. No parar de hablar del tema. Obligar a sus hijos a no parar hastar tener una información. Si tú me dijieras que tu abuela vive con calmantes, no come, no existe, te diría que es una mujer que sufre, me daría pena, sentiría empatía. Pero me impacta todo lo que me cuentas. Que vive su vida como si nada hubiera pasado.

—Lo recuerda.

—Recordar no basta en estos casos. Yo recuerdo a la Rosa, mi profesora de matemáticas. Me dan muchas ganas de tratarla, te digo. Me parece un caso fascinante, mucho más fascinante que Carlos. ¿Qué oculta esa mujer? ¿Cuál es su pasado? ¿Seguirá pensando que su marido está vivo y que, por lealtad hacia él, no corresponde querer a su hijo?

—¿Y te parece bien que lo busque yo?

—Sí, aunque tampoco te hagas el héroe. El que se está buscando ahí eres tú, lo que me parece, por un lado, algo loco, pero también sano. Tú siempre te has tratado por escrito. ¿De verdad te sorprende que estés en esto?

— — —

No hace tanto, en una universidad extranjera, una profesora de literatura latinoamericana me preguntó en un café alternativo y con olor a incienso qué estaba escribiendo. Le conté, con cierto detalle, del proyecto en el cual estaba embarcado.

—Ah —me dijo—, la obsesión de siempre.

Luego anotó algo en una libreta.

—¿Cuál?

—Perdido, perderse. Gente perdida. Partiendo por Miguelo.

—¿Por quién?

—Por el chileno que se pierde en Nueva York en el cuento «No hay nadie allá afuera» de *Sobredosis*.

—Ah. Quizás.

—¿Quizás?

Quizás, sí. O, al menos, no a propósito, pienso. ¿Miguelo? Ni me acuerdo de ese cuento. ¿O me acuerdo? ¿*Quiero* acordarme?

Hago un inventario mental de mis libros, de mis personajes.

Me contacto con Catalina, una amiga experta «en mi obra», alguien que lleva más años de lo conveniente estudiando lo que he escrito para un doctorado. Hablamos por Skype. Luego de un rato capto que, sin duda, o al menos sospechosamente, el tema se repite y se repite. Partiendo, sí, por Miguelo, un chileno que se escapa a Manhattan y que luego se mata. El cuento es narrado por un amigo que, de alguna manera, envidia la vida bohemia y libre por la que ha optado. Al final el amigo lo encuentra: se ha suicidado y, quizás porque en la Escuela de Periodismo nos llevaron una vez al Instituto Médico Legal, presencia su autopsia.

—¿Sigo? —me pregunta.

—Sigue.

Después me cita, leyendo de sus fichas, al menor de los dos hermanos de la cinta *En un lugar de la noche*, que luego pasó a llamarse *Dos hermanos*. El guión lo escribí a «fines del siglo pasado» y ahí aparece un mochilero (un postadolescente Diego Muñoz) que les recuerda a ambos que nunca más volvió. También, me explica, está el cuento «Perdido» del libro *Cortos*, que es narrado por un tipo «que huye y se googlea». Luego, me dice, está el guión de la película que nunca fue.

—Pero no lo has leído.

—No, pero ¿cómo se iba a llamar la película? —me pregunta como si fuera un concurso.

—*Perdido* —le digo.

—No más pruebas, su señoría.

Pero hay más pruebas. Me cita parte de la narración en off (Diego Muñoz, de nuevo) del teaser que filmé para lograr los fondos que nunca llegaron. Esa narración citaba parte del cuento «Perdido». Me lee desde otro hemisferio y otro horario el primer párrafo del cuento:

En un país de desaparecidos, desaparecer es fácil. El esfuerzo se concentra en los muertos. Los vivos, entonces, podemos esfumarnos rápido, así. No se dan ni cuenta, ni siquiera te buscan. Si te he visto no me acuerdo. La gente de por allá, además, tiene mala memoria. No se acuerdan. O no quieren acordarse.

—En todo caso —me dice— estoy como de acuerdo. Es un punto interesante el que planteas. Ah, y Carlos Soler, claro. El tío perdido de Beltrán en *Las películas de mi vida* que, después de leer lo que escribiste para *Etiqueta Negra*, claramente es tu tío Carlos Fuguet. ¿O no?

—Verdad —le digo—. Sí. Claro. Me acuerdo.

—Una obsesión. Y si me haces hilar más fino, y sin tomar en cuenta el otro uso-significado de la palabra, creo que tanto Pascal Barros como Josh Remsen, en *Por favor, rebobinar*, podrían ingresar a la categoría de perdidos o de tipos «que se fueron».

—Basta —le digo—, me está comenzando a dar vergüenza ajena.

—¿Viste?, te dije: una obsesión.

El cameo entonces de Carlos Fuguet, como Carlos Soler, en mi novela *Las películas de mi vida*, publicada el 2003.

Mi tío Carlos Patricio Soler García no fue el primer Carlos Patricio Soler García. Hubo otro tipo que tuvo su mismo nombre. Esto no fue una casualidad ni una coincidencia. Nada de azar aquí. No es que abrió la guía de teléfonos y se topó con un tipo del mismo nombre. No es que estaba mirando *Sábado Gigante* y se rió al ver que un concursante de Puerto Rico se llamaba igual que él. Nada de eso. Se sabe que existen miles de Juan Pérez. Lo que es menos frecuente, casi imposible, es que un tipo tenga los mismos dos apellidos. Juan Pérez Pérez, Juan Pérez Soler, Juan Soler Pérez.

Un año antes que naciera mi tío Carlos, mi abuela materna dio a luz un niño muy débil al que bautizaron de inmediato como Carlos Patricio Soler García. Una hora después, a las cinco horas de vida, el pequeño falleció. Lo enterraron en el Cementerio General en un ataúd blanco que no era más grande que una caja de zapatos. Luego mi abuelo mandó a tallar una piedra gris muy pulida: Carlos Patricio Soler García, 1942-1942. Un año después, en la misma clínica, mi abuela dio a luz de nuevo. Esta vez el varoncito exudaba enegía y salud. Una semana más tarde, en la iglesia de Santo Domingo, el niñito fue bautizado, y luego inscrito en el Registro Civil, como Carlos Patricio Soler García.

El verano de 1977, cuando mis abuelos fueron a Chile a visitarnos, yo acompañé a mi abuela al cementerio. Fuimos sin permiso. Mi abuelo, al parecer, luego se arrepintió de semejante crimen, en especial cuando comenzó a darse cuenta que Carlos no era capaz de establecerse, que Carlos tendía a desaparecer no de la faz de la tierra como un fantasma, pero sí del mundo de ellos. Siempre he pensado que Carlos no luchó por su destino porque su destino ya estaba escrito. Todos sabemos que, eventualmente, vamos a morir; lo que es menos común es morir antes de nacer.

En el cementerio nos acercamos a la tumba. Mi abuela no me había preparado. Sólo me dijo que deseaba ir a ver a su «angelito». Cuando vi su nombre tallado en esa piedra no entendí nada. «Pero cómo... Carlos está vivo».

«Es otro Carlos, no es el mismo».

Aquí o allá, en Chile o Estados Unidos, mi impresión es que Carlos nunca tuvo la oportunidad de salvarse. Llegó a este mundo con una maldición, con un destino, y por eso mismo, porque quizás él siempre tuvo claro que estaba en esta horrorosa vida de prestado, por error, la aprovechó al máximo y no tuvo miedo de alejarse de ella (si es que, en efecto, no está vivo, deambulando por ahí, por la orilla oscura). Quizás lo más respetable, lo más entendible, el acto más valiente de Carlos fue justamente romper con todo, desaparecer no del mundo, sino de la gente del mundo que lo conocía, que nunca lo conoció de verdad, que nunca lo barrió para adentro.

Después que dejamos California, Carlos comenzó a errar. Primero fueron cosas pequeñas: una infracción por no tener su licencia de conducir al día; pasarse una luz; estacionarse frente a una vereda roja. Pedía dinero que no devolvía, desaparecía durante semanas. A medida que Carlos comenzó a cumplir más edad, comenzó a actuar como si cumpliera menos. Nunca asaltó a nadie ni tuvo arranques violentos pero, de a poco, la noche se transformó en su día, sus trajes mutaron en disfraces y se volvió adicto al dinero. Cadillac, Las Vegas, yates, collares, joyas, sombreros, prostitutas. *Only the best.* Carlos fue encarcelado por estafa, por malversación, por robo de tarjetas de crédito, por firmar cheques sin fondos. Estuvo dos o tres años preso en Chino. Eso fue, creo, el 78. Un día dijo que iría a la playa a pensar. Nunca regresó. Nunca, tampoco, hicieron el esfuerzo económico o moral para encontrarlo.

El otro, el *dopplegänger*, el doble, la sombra. Quizás no soy yo, por mucha empatía o curiosidad que pueda sentir hacia Carlos, esté donde esté. Lo que cuento —lo que cuenta Beltrán Soler— en la novela es cierto. Existe otro Carlos Fuguet. Existió, digo. Otros Carlos Patricio Fuguet García. Cuando lo supe, no lo podía creer. Pensé que era una broma. Un cuento de Stephen King. La premisa de *The Dark Half.* No nació un año antes sino dos: en 1943. Nunca fui con mis abuelos a ver la tumba. Pero algo supe. No es que fuera un secreto sino que no era un tema.

Dos Carlos: uno muerto, el otro perdido.

Dos Carlos Patricio Fuguet García.

¿Los dos arman uno? ¿Es esto una anédota, trivia, un dato freak, o es algo más: un destino?

En su libro de memorias *La danza de la realidad*, Alejandro Jodorowsky dice:

Con los años comprendí que el nombre y el apellido encierran programas mentales que son como semillas. De ellos pueden surgir árboles frutales o plantas venenosas. En el árbol genealógico los nombres repetidos son vehículos de dramas. Es peligroso nacer después de un hermano muerto y recibir el nombre del desaparecido. Eso nos condena a ser el otro, nunca nosotros mismos.

Me acuerdo que cuando leí esto, no paré de subrayar todo. Cada línea que escribía Jodorowsky me parecía que tenía que ver con Carlos.

Cito:

Si la muchacha recibe el nombre de una antigua amada de su padre, se ve condenada a ser su novia para toda la vida. Un tío o tía que se ha suicidado convierte su nombre, durante varias generaciones, en vehículo de depresiones. A veces es necesario, para cesar con esas repeticiones que crean destinos adversos, cambiarse el nombre. El nuevo nombre puede ofrecernos una nueva vida. En forma intuitiva así lo comprendieron la mayoría de los poetas chilenos, todos ellos llegados a la fama con seudónimos.

Carlos cambió de idioma, de futuro, de lugar, pero seguía con el mismo nombre: el nombre de un muerto. Alguien que no nació. Alguien que ya estaba enterrado antes de nacer. Que se haya perdido, quizás, no era tan tremendo porque ya estaba muerto. Quizás mi abuela sintió que Carlos Patricio rescucitó por un buen rato —más de cuarenta años— y que simplemente volvió a su tumba en el Cementerio General de Santiago. ¿Acaso por eso no lo buscaron: porque sabían dónde estaba?

Más de Jodoroswky y su teoría de los nombres:

... no has venido a realizar la felicidad de nadie sino a ti mismo, no has venido a ocupar el sitio de ningún muerto, mereces tener un nombre que no sea el de un familiar desaparecido antes de tu nacimiento: cuando llevas el nombre de un difunto es porque has injertado un destino que no es el tuyo, usurpándote la esencia. Tienes pleno derecho a no ser comparado, ningún hermano vale más o vale menos que tú, el amor existe cuando se reconoce la escencial diferencia.

Aquí estaba la respuesta, la clave. No creía en estas cosas esotéricas pero, leyendo esto, lo que decía Jodorowsky de la carga de un hermano muerto, sentía que había descubierto el secreto, la llave del misterio. No es que Carlos se perdió, Carlos nunca tuvo una oportunidad.

Me puse a investigar, a llamar por teléfono a mi padre, transformar la nebulosa de información que tenía al respecto en algo más a foco. En 1944, un año antes de que Carlos naciera, nació otro Carlos. Otro Carlos Patricio. Mi abuela tuvo un niñito que murió a las horas de haberlo parido. Antes que muriera, lo bautizaron. Salí a la calle, al cementerio, me contacté con parientes de mi abuela que no conocía ni en fotos. El registro de defunción dice que el infante fallecido se llamaba Carlos Patricio Fuguet García. Después de mucho buscar, encontré al otro Carlos.

Estaba en el Cementerio General, hay una lápida donde descansa ese tío mío que no alcanzó a vivir. Dice 12 de octubre de 1943.

Un año y tanto después, a fines de marzo de 1945, llegó un nuevo niño al mundo. Mi abuela, sin pensarlo dos veces, lo bautizó igual que su hermano. Mi tío Carlos fue condenado, desde un principio, a desaparecer de la familia antes que el resto.

Mi tío Carlos fue enterrado antes que naciera.

VI. Encontrar

enter ghost

Se baja del tren en Albuquerque al mediodía. La ciudad parece muerta, evacuada. La estación está en el centro y los centros de las ciudades americanas siempre parecen abandonados, en ruinas. Espera veinte minutos y no aparece ningún taxi. De un teléfono público llama a informaciones y consigue un número. A los treinta minutos aparece un taxi verde-jabón. Le pide que lo lleve al aeropuerto. Empiezan a caer gotas en el parabrisas. Tormenta de verano. Rayos caen sobre las montañas Sandía. En el aeropuerto se acerca al mesón de Hertz. Su reserva está en orden. Le pasan un mapa de la ciudad pero él tiene uno de todo el oeste. Dos ciudades están marcadas con resaltador amarillo: Denver y Las Vegas. Le pasan un auto azul cobalto automático. Parte. Tiene hambre pero decide saltarse Albuquerque. No tiene muchos días disponibles. Su avión parte de Los Ángeles en menos de una semana. Lo importante es ir al norte, a Denver. Averiguar lo que pueda, y de ahí a Las Vegas. Seguro que en Las Vegas puede encontrar datos, gente, detalles acerca de su tío. Cuando no se sabe nada, enterarse de algo al menos es mucho. Esa es la meta: conversar con alguien que haya estado con él hace poco. Un vecino, un jefe, alguien del trabajo, quien sea. Alguien que haya tenido un cierto lazo con él. Quizás ellos tengan información, un fono, algún detalle ínfimo que revele mucho.

————

No para de llover. A medida que avanza hacia el norte, el agua cae con más fuerza. No puede manejar tan rápido como desea. En el tren durmió mal, sentado. Lleva mucho tiempo sin estar horizontal. La ruta es simple: la I-25 norte hasta Denver. Pasa por las afueras de Santa Fe; lamenta no poder ingresar. Los truenos dan miedo. En una parada de camioneros almuerza dos chili-dogs. Tiene sueño. Se toma un café extra-large. Mira su mapa. Abre su computador. Se fija en las direcciones. Anota una vez más las direcciones de Colorado y de Nevada a las cuales su padre envió las cartas que fueron devueltas: *return to sender.* Mira las fotos escaneadas en su carpeta CARLOS F. Termina su café. Compra beef-jerky y Coca-Cola light. Llena el estanque. Parte.

— — —

Ratón, Nuevo México. El nombre lo seduce pero más el cansancio. El sol se está escondiendo entre las nubes negras y la lluvia a veces es granizo y el ruido aterra y ensordece. Decide ingresar al pueblo, salirse de la carretera. Necesita dormir. Es temprano, quizás podría llegar a Trinidad, Colorado, pero no le da la energía. Encuentra un motel llamado Robin Hood. Toma una pieza. Se ducha. Enciende la tele: CNN, deportes, el canal meteorológico. Pide una pizza. Llega. Come mientras ve el final de *Tender Mercies,* con Duvall, en TNT. Abre el computador. Hay wi-fi gratis. Usa MapCity para tener claro qué salida deberá tomar cuando llegue a su primer destino. Existe sólo una dirección en Denver; hay dos en Las Vegas. Mira en el mapa las calles de Englewood, Colorado, un suburbio al sur de Denver, que da a la carretera I-25. La dirección es South Clinton Street. Calcula que si se levanta temprano puede estar en Englewood tipo mediodía. Con una hora de investigación tendrá, cree. De ahí puede pasar a Tattered Cover, la célebre librería. La meta es alojar en Glenwood Springs, tres horas al oeste, en lo alto de las Rocallosas, para pasar al día siguiente el Continental Divide y bajar las montañas hasta llegar al desierto de Utah. Si no se detiene y maneja al límite permitido, capaz que pueda ingresar a Las Vegas, de noche, en dos días más.

— — —

South Clinton Street parece tierra de nadie. No hay nada excepto edificios y parques vacíos y calles recién pavimentadas. Todo se ve nuevo y pulcro pero deshabitado. Grandes edificios chatos de cristal. Un letrero indica que esto es Denver Tech Center, algo así como Ciudad Empresarial, un sector donde se viene a trabajar pero no a vivir. Deben ser como las tres de la tarde. Es sábado 14 de junio de 2003. Las montañas Rocallosas se ven más lejos que los Andes en Santiago. La dirección de South Clinton lo confunde. Se detiene. Algo no calza. Lo más parecido a la dirección es un hotel Holiday Inn. Pensaba encontrarse con un edifico de departamentos porque lo que tiene anotado en su libreta termina con «apartment 207». Recorre la calle pero rápidamente la numeración se dispara. Más allá hay sitios eriazos bien cuidados y una construcción que está en sus inicios. Regresa al Holiday Inn. Se estaciona. Detrás de un Holiday Inn algo pasado de moda y bastante grande hay un Holiday Inn Express que parece haberse inaugurado el mes pasado. Detrás del Holiday Inn Express hay un Quality Inn. Tres hoteles en un mismo inmenso terreno, los tres con la misma dirección. Ingresa al Holiday Inn Express que tiene una piscina temperada en el lobby bajo un techo de vidrio. Confirma si esta es la dirección. Un tipo joven con mala piel le dice que sí pero que cada hotel tiene una «dirección interna». Le muestra la dirección. Le dice que se trata del Quality Inn que está al fon-

do. Camina por los estacionamientos y los árboles peque-
ños bien cuidados que parecen de plástico. El Quality Inn
tiene tres pisos y se ve de menos calidad que los otros dos
hoteles. Frente a la puerta de entrada del Quality se alza un
inmenso muro que separa el ruido y el tráfico de la Inter-
estatal 25 de un jardín con un espejo de agua. Flamean varias banderas, una de ellas del estado de Colorado. Ingresa
al motel. Huele a pomelo sintético. Una chica regordeta de
uniforme lo saluda. Se nota que está aburrida y que poca
gente ha ingresado ese día. Hay pocos autos estacionados.
Él le pregunta si conoce a un tal Carlos Fuguet. Le dice
que no. Le pregunta si está alojado ahí. Le dice que esa información es confidencial. Le pregunta cuánto sale una
noche. Ella le responde. Le pregunta entonces si le puede
confirmar cuál es la dirección exacta del hotel. Ella mira
una hoja y se lo dice. Es la dirección que tiene. Le pregunta si existe una pieza 207 y que cuánto sale. Ella le dice que
hay una, en el segundo piso, y sonríe. Mira el computador
pero le dice que está tomada por dos noches más. ¿Por
Carlos Fuguet? No, le dice ella. Quién es, pregunta, sonriendo. Un tío, le dice. Ella vuelve a mirar la pantalla y le
dice que tiene libres las 208, la 211 y la 212 que rodean y
están al frente de la 207. Ella le pregunta si desea registrar-
se. No creo que pase la noche acá, le dice, aún no lo sé. Le
pregunta si puede ver una de esas piezas libres para ayudarlo a tomar la decisión. Ella le dice que sí y le pasa una llave electrónica. Sube en ascensor al segundo piso. No se
cruza con nadie. Llega a la 211 y la abre. Las cortinas están cerradas. Es una habitación de motel media. Sin lujos
pero no se ve mal. Cama grande con cubrecama floreado,
una mesita redonda, un televisor, el sector del lavatorio está separado del baño mismo, una cafetera eléctrica. La habitación se ve y huele limpia. Se sienta en la cama. Se seca
el sudor con un cojín. Cierra la puerta. Se detiene frente a

la 207 y respira hondo. La toca. Camina por el pasillo, toma el ascensor y regresa al mesón. Muchas gracias, aún no tengo claro si me quedo, pero si me quedo, me parece que está buena. Le devuelve la llave. La chica regordeta está con un tipo con un corte de pelo militar que anda de corbata. Debe ser el manager, su jefe. Ella le pregunta que cómo se llama la persona que anda buscando. Él le dice que quizás sea alguien que alojó ahí por un buen tiempo porque dio esa dirección. O quizás, agrega, trabajó ahí. El tipo de corte de pelo militar le pregunta el nombre. Carlos Fuguet, le contesta. Soy nuevo acá, le responde, no me suena el nombre. La chica regordeta asiente: yo también soy nueva acá. Aquí la gente no aloja más de una semana, dos máximo, acota el tipo del corte de pelo militar. Entonces el tipo le dice: dame un segundo. Revisa unos archivos, papeles. Claro, le dice, me sonaba algo el nombre. Han llegado un par de cartas a esa persona acá, pero no sé más. Hemos devuelto esas cartas, está aquí anotado. Puede decirme, le dice, si efectivamente esa persona estuvo alojada en el 207. Eres un detective, le pregunta. No, soy su sobrino, le responde. No debería, le dice. Lo sé, le responde. El tipo de corte de pelo militar teclea el computador. No, le dice. Nada. Igual este hotel antes era un Days Inn. Quizás estuvo aquí cuando era otro hotel.

— — —

Dos señoras mexicanas conversan en español debajo de un árbol. Da la impresión que esperan algo. Están sin uniforme, las dos con bolsas de plástico. Se les acerca. ¿Ustedes trabajan acá?, les pregunta en su castellano austral. Sí, le dice una, mande. La otra lo mira con sospecha. ¿Trabajan en el Quality Inn? Sí, por qué. Estoy buscando a un tío, le responde. Antes era un Days Inn, ¿no? Sí, le dicen las dos.

¿Trabajaron en el Days Inn? Yo sí, le contesta una. En eso llega un auto, un Impala. Bye, le dice una a la otra, nos vemos tomorrow. La mujer se sube al auto. El que maneja es un hombre de edad mediana que no para de mirar. Se alejan. ¿Trabajaste hoy en el Quality Inn? Sí. ¿Eres mucama?, le pregunta. ¿Tú quién eres, por qué haces tantas preguntas?, le dice, algo cansada y molesta. ¿Eres de la migra? No, no, le dice, nada que ver. Ni si quiera soy americano, soy chileno. Saca su pasaporte, se lo muestra. Estoy de visita, no soy residente, no soy de la migra, nada que ver. Ando buscando un tío, a un tío mío. A lo mejor hablaba como yo, tenía mi acento. Creo que vivió un tiempo acá en el Days Inn. Usted me dijo que trabajó en el Days Inn, ¿no? Así es, le dice. Yo me llamo Alberto, le dice, ¿usted? Amparo. Amparo, mucho gusto, muy amable por conversar conmigo. ¿No recuerda a un chileno? ¿En la habitación 207? Quizás, le dice. ¿Quizás? ¿Cómo? Mire, le dice, recuerdo que hace unos años, no sé, tres o cuatro, vivía un extranjero. ¿Un extranjero? Alguien que hablaba español distinto. ¿En la 207? No recuerdo, además siempre he trabajado el tercer piso, siempre, pero era alguien que trabajaba en el hotel, muy amable, quizás de noche, no sé, pero tenía el uniforme, siempre saludaba, pero yo recién estaba llegando acá a Colorado. ¿Bajito?, le pregunta. Órale, pero no recuerdo más. ¿Se llamaba Carlos? No lo sé, señor, le dice, amable. Lo único que sí podría decirle, haciendo un esfuerzo, es que no era mexicano, agrega Amparo, pero eso se lo dije, right? Acá todos los hispanos son mexicanos. ¿Qué edad tenía?, le pregunta algo desesperado al ver que llega un auto con un joven con gorra de béisbol a buscarla. ¿Todo bien, mamá? Any problems? Era mayor que usted, joven. Regrese mañana. Ya no hay más mucamas. Mañana quizás pueda encontrar más información, le dice, antes de subirse al auto de su hijo y partir.

— — —

Regresa al Holiday Inn Express. Una familia con muchos niños que gritan se bañan en la piscina. Se acerca al mismo tipo de mala piel de antes y le pregunta si tiene habitaciones para la noche. El hotel vale ochenta dólares más que el Quality Inn. Le pregunta lo mismo que le preguntó a todos pero él no sabe nada. El hotel es nuevo, que él sepa nadie ha vivido en una de las piezas nunca. No es de ese tipo de motel, le dice, esos están en el centro. Se arriendan por semana. Le pregunta si puede hablar con alguna mucama. Mañana, le responde, ya no quedan, se acabó el turno, todas las piezas ya están hechas.

— — —

Ingresa al Holiday Inn que está más cerca de la calle South Clinton. Este es un hotel, piensa, aunque un hotel que ha visto días mejores. Un hotel que tuvo su gloria en los setenta. Mira: hay un bar, un restorán que está cerrado, música de hits que reconoce aguados por un piano que salen de parlantes invisibles. El lobby es grande, lleno de sofás de cuero y mesas de vidrio con diarios *USA Today*. No hay mucha luz; de lejos, se escucha música hindú. Se acerca a un tipo joven, de bigotes delgados, que está detrás del mesón de registro. El tipo tiene en su camisa un tag con un nombre que perfectamente podría ser egipcio. Le cuenta que necesita información, que anda buscando a alguien, a alguien que quizás trabajó ahí o vivió ahí o en el Quality Inn cuando era un Days Inn. El joven egipcio le dice que espere un momento, que es nuevo, que no tiene la información. Déjeme llamar a la manager, le dice. Desaparece un segundo detrás de una puerte. Regresa casi al instante. Ella está ocupada ahora pero en quince minutos lo podrá atender, le dice, amable. Recorre el hotel: el barman seca vasos y mira un partido de fútbol americano; una señora mayor, de zapatillas, pelo azul, lee una novela romántica mientras espera que alguien ingrese al giftshop a comprar algo que no necesita; al final de un pasillo capta que en un salón se está celebrando un matrimonio hindú. Mira el reloj: quizás lo mejor es quedarse a alojar en el Quality Inn y conversar con las mucamas mexicanas en la mañana. Saca unos folletos turísticos que promocionan sitios de Denver. Regresa al lobby. El egipcio del front-desk lo mira y le dice que la manager está ocupada, por si quiere regresar mañana. Él le dice que la esperará, que es algo corto. Va al auto, abre la maleta, saca el bolso con su computador. Regresa al hotel. Se sienta en uno de los sofás de cuero. Enciende el aparato y mira las fotos de su tío. No hay wifi gratuita. Revisa unos archivos viejos, cosas que ha escrito. Se fija que una mujer de unos cincuenta y tantos, con el pelo rojizo e inflado, revisa unos papeles en el front-desk. Guarda el computador y se acerca. La mujer está más maquillada de lo conveniente y luce una blusa que podría usar una cantante country cuyos últimos hits radiales triunfaron a fines de los ochenta. Yes, may I help you?, le pregunta. ¿Planea quedarse con nosotros esta noche? La estaba esperando, le cuenta, el joven que estaba aquí me dijo que... ¿Usted es la general manager? Sí, le dice. Anwar no me dijo nada o quizás sí. Ha sido un día largo: en qué te puedo ayudar. Hi, I'm Cindy, nice to meet you. Busco a alguien, alguien que quizás trabajó acá, le explica, o que quizás vivió en el otro hotel, el de más atrás, el Quality Inn. Antes era un Days Inn, le aclara Cindy. Así supe, le responde. Estoy buscando a un tío mío: Carlos Fuguet. Carlos, le responde Cindy, entre sorprendida y contenta, sin haber pasado por un filtro su sorpresa. ¿Lo conoce?, le pregunta. ¿Lo conoce? Claro que sí, todos conocen a Carlos, he's the man. Cindy se ruboriza, como que con sólo nombrarlo se llena de energía positiva. ¿Está vivo?, le pregunta sin levantar la voz. Claro que está vivo, por qué no habría de estarlo. Lo vi la semana pasada. Cindy lo mira y capta que está pálido, o tenso, que claramente le está sucediendo algo. ¿Tú quién eres?, le pregunta, ahora más seria. Su sobrino. ¿Su sobrino? Sí. ¿Vivo? ¿Está vivo? Pensábamos que lo estaba pero... No puedo creerlo. Soy de Chile, Carlos es de Chile. No sabría decirlo, le dice Cindy, tiene su acento, eso sí. Disculpa, le dice, pero esto es un poco fuerte, no me lo esperaba, yo vine a buscar un dato, que me contaras que vivió acá hace dos años o, no sé... ¿Vivo la semana pasada? Dígame: vive por acá entonces, ¿cerca? ¿Tiene sus datos, su teléfono? ¿Tu eres su sobrino? Sí, de Chile. Le muestra su pasaporte. Me dieron unos datos y empecé a recorrer y justo me aconsejaron al frente que preguntara acá porque al parecer vivió en Quality Inn, en el Days Inn y... Disculpa, le explica Cindy, tengo que cerrar el turno. No puedo hablar contigo ahora. La puedo esperar. Yo me voy a quedar acá en Denver, en el Quality Inn. Espérame que termine, le dice Cindy. Ahí podemos hablar más, ¿te parece? Dame veinte, treinta minutos y podemos conversar un poco. ¿Cómo te llamas? Alberto, le dice, me llamo Alberto Fuguet. Fuguet, igual que Carlos, el mismo apellido. Vale, conversemos un rato y a ver si te puedo ayudar, ¿vale?

— — —

En el baño del hotel se lava la cara. Siente su corazón bombear sin parar. No tiene con quién conversar, contarle lo que está viviendo. Sale al pasillo y encuentra un teléfono público. No tiene las suficientes monedas. Marca lo necesario para llamar *collect*, cobro revertido. Llama a su papá. Es sábado, está en casa, contesta. Estás sentado, le dice. ¿Qué?, le responde. ¿Qué averiguaste? Está vivo, está vivo, la manager de un Holiday Inn de acá de Denver lo conoce, lo conoce bien parece, me da la impresión de que son amigos o algo más, no sé, lo conoce mucho, dice que lo vio la semana. La semana pasada, repite su padre. La semana pasada, sí. No puedo creerlo. Yo tampoco. ¿Qué más sabes? Nada más pero es harto, ¿no? En un rato hablaré más con ella. Mi meta, le dice, es que me pase su fono y llamarlo. ¿Me lo dará? Ah, tu carta llegó acá, vivía en un motel, en una habitación de un Quality Inn, aquí hay tres hoteles en un mismo sitio, algo raro de explicar. Pero eso fue antes, no sé cuándo, hace unos años, por eso te devolvieron la carta. Ya no vive acá pero debe vivir cerca o viene para acá. Esta mujer lo vio, semana pasada. ¿En Denver?, le pregunta el padre. No sé, ahora que me dices, pero yo creo que sí, yo por la zona, no sé, no creo que esta manager se haya juntado con él en Hawaii o en Londres. Lo dudo. Vamos a hablar en un rato, ahí te cuento, te llamo de vuelta. Ya, te dejo, a ver si queda libre ahora. Igual me voy a quedar cerca de la puerta, a vigilar, por si se quiere escapar sin hablar conmigo. Eres todo un detective, le dice. Hago lo que puedo, le responde antes de agregar: no he comido nada, me siento mareado, esto es como demasiado, no entiendo nada, papá. Calma, le dice, calma, you are doing a good job.

———

Cindy se sienta frente a él, en una sillón de cuero. Sorry, le dice, me demoré un poco, gracias por esperarme. No, gracias a ti por conversar conmigo, por darte la molestia. Ella le pasa su tarjeta de negocios. Él da vuelta su computador y le muestra fotos de Carlos de militar, con barba, fotos que tendrán treinta, cuarenta años. Ella las mira y exclama y dice qué flaco estaba, qué joven, vaya cómo cambia la gente. Es Carlos, entonces, el que tú conoces. Sí, claro, es él, ciento por ciento. Lo ando buscando hace años. Dime: ¿él está por aquí, en esta ciudad o estado? Sí, le dice. Ahora vive acá en Denver. ¿Acá? ¿Y lo viste acá la semana pasada? Así es, le dice Cindy. ¿Y está bien? ¿De salud? ¿No está con ningún tipo de problemas? ¿Qué tipo de problemas?, le pregunta ella. No sé, es que recuerda que no hemos sabido de él en mucho tiempo. ¿Cuánto tiempo? Desde 1986. Eso es bastante tiempo, más de quince años. Diecisiete, le aclara. No sabía que no tenía contacto con su familia, yo no veo a mi hermano hace como ocho. ¿Pero sabes dónde está? Claro, está en Michigan, claro que sé donde está. Cindy, quiero darte las gracias, esta información es muy importante. Quiero verlo, hablar con él. No soy policía ni detective, sólo soy su sobrino de Chile. Necesito pedirte un favor: necesito su número de teléfono. Me gustaría poder llamarlo y ver si podemos, no sé, coordinar un encuentro. ¿Tú me darías su teléfono? Ella lo mira y le dice: ¿no te gustaría verlo en persona? ¿En persona? Sí, trabaja en un motel que es de la misma compañía aquí en Denver. Aquí, le repite. Sí, aquí, como a quince minutos, por el west-side. Yo vivo para ese lado; si quieres me sigues y te dejo ahí. ¿Sí? Sí. ¿Quieres? Claro que quiero, le dice, es lo único que se me ocurre que quiero ahora en el mundo. ¿Me sigues entonces? Te sigo, le dice, te sigo.

— — —

Cindy tiene un Geo plateado que refleja todo el sol que cae a esta hora de la tarde. Es sábado, hay mucho tráfico pero fluye, se mueve. De la I-25 se ven los rascacielos del centro de Denver, la cordillera atrás. Apaga la radio, no quiere distracción. A la salida del estacionamiento del hotel, mientras ella espera doblar a la izquiera, anota su patente en caso que se pierdan o ella se escape. Es de fiar, piensa. Por qué no se consiguió un celular, analiza. Por qué no le pidió a ella su celular. Pero Cindy le pasó su tarjeta. Si se pierde o se escapa tendría que volver a su trabajo. O la gente del hotel sabrá algo de ella. Sea lo que pase, Carlos está cerca, está más cerca. Cindy se cambia la pista y, por un instante, hay dos autos entre él y ella. Él logra acercarse. Se fija que en el parachoques hay un sticker que dice *We Support Our Troops*. Cindy empieza a cambiar de pista en pista. Adónde irá. Ve que señaliza. La imita. Se sube a un pase. Un letrero señala que están ingresando al West 6th Street Freeway. Van directo rumbo al oeste, a las montañas. El sol aún no se esconde detrás de los cerros. Raro que el sol se hunda en la cordillera. Ya no se ven los rascacielos. Cruzan rieles de ferrocarril, una suerte de río canalizado. Cindy señaliza a la derecha. Salida de la calle South Federal. Él la sigue de cerca; ella lo saluda a través del vidrio retrovisor. El semáforo se demora y se le acerca un homeless con un letrero de cartón. Verde. El Geo de Cindy vira a la derecha, y casi de inmediato vira a la derecha de nuevo. Ingresa al estacionamiento de un Days Inn. El motel está más allá, al fondo. La recepción y un restorán mexicano están más cerca de la calle. Ella apaga el motor. Él se estaciona detrás del Geo. Los dos se bajan, cierran el auto. Carlos está allá adentro, le dice, ingresa por esa puerta. Va a estar contento de verte, creo. Anda, te está esperando. ¿Esperando?, le pregunta. Sí, responde ella, te está esperando.

— — —

Ingresa al lobby. Ahí está. Está detrás de la recepción de un Days Inn. El motel se ve desangelado, básico, inferior al Quality Inn de South Clinton. Pero ahí está, con una camisa blanca con el logo del motel. Está vivo. Blanco. Viejo. Gordo. Bajo. Calvo. Pero es él. Es Carlos y está vivo. Lo mira, se miran. Carlos está detrás del mesón. Carlos, le dice, soy Alberto, tu sobrino. Lo sé, le dice. No tiene nada que ver con su recuerdo, con las fotos, le cuesta creer que sea el mismo, quizás es un impostor. Piensa que se parece un poco a Mickey Rooney ya anciano. El recuerdo que tiene de Carlos grabado en su mente es el Carlos veinteañero y algo no calza. El mesón está entre ellos. Se miran. Carlos sale al lobby y se abrazan. Él siente que no alcanza a abrazarlo por su barriga. Le parece bajísimo, echa de menos el pelo, pero es él, sin duda que es él. Sabía que serías tú, le dice, sabía que si algún día me encontraban ese serías tú. El sobrino se pone a llorar, no puede parar, es algo que no controla, y sale del lobby, ve que Cindy está en el auto, le hace una seña, y esto lo emociona más. Trata de respirar. Siente ganas de dormir, de acostarse. Carlos sale y le agarra del hombro. Cindy se acerca, con el auto, a la puerta de la recepción. Thanks for bringing him, le dice. I'm so glad, le responde. Call me soon, Carlos, agrega, y parte. Se sientan en un escaño debajo del letrero de neón. Cuando Cindy me llamó hace una hora y me dijo que me estaban buscando pensé que podrías ser tú, le cuenta. Me dijo tu nombre y ahí supe. No te pareces al chico que vi la última vez, le dice. Tenía dieciséis, casi diecisiete, le explica. Tú también has cambiado. Oh, sí, seguro, seguro que sí. ¿Me estabas buscando? Sí, le dice el sobrino, te estaba buscando. Tú eres el escritor, ¿no? Sí, le contesta. Una vez, en Massachusetts, conocí unos chilenos que me invitaron a pasar un 18 de septiembre en un parque en Boston. Fui. Saludé a mucha gente, me presentaron a muchos compatriotas. Y un hombre me pregunta si yo soy algo del escritor. No supe qué decirle. No sé, le dije, qué escritor. Hay un escritor, me explicó, y me dijo tu nombre y pensé: no hay otro tipo con ese nombre y ese apellido en Chile, por lo que debías ser tú. ¿Es verdad? ¿Eres escritor? Sí, le dice, supongo que sí, lo soy, tengo unos libros, sí. Siempre pensé que eras distinto, acota. ¿Llevas mucho tiempo acá?, le pregunta el sobrino. Algo, le responde Carlos, unos meses; antes estuve en Wyoming una temporada larga. Antes de eso estuve de night manager en un motel que está detrás del Holiday Inn donde trabaja Cindy. Antes era un Days Inn, le cuenta el sobrino, ahora experto. That's right. Mi papá te mandó una carta a esa dirección. ¿Sí? Sí. Te estábamos buscando. Cómo supo de esa dirección. Contratamos un detective. Jamás pensé encontrarte, queríamos saber algo, si estabas vivo, en el país, vivo. No puedo creer que te encontré a la primera. Me encontraste. ¿Tu papá bien? ¿Sigue en California? ¿Casado? Sí, le dice. ¿Y tu mamá bien? Sí. No veo a Silvia desde 1974, creo. ¿Y mi padre, Alberto? ¿Sabe de esto, está al tanto? Tu padre, Carlos, murió en 1987. ¿Sí? Sí. Ah. Se queda callado, en silencio. Se ve aliviado, tranquilo. Un peso invisible se escapa de su cuerpo y cae al suelo. Mi mamá está viva, ¿no? Está viva, viejita, pero bien, en San Clemente. ¿Mi hermano? Todos bien, Carlos, ¿y tú? Bien, no me puedo quejar. ¿Vives acá en Denver? Sí, vivo ahí, en el motel, la última pieza del segundo piso, lado este. ¿Casado? No, nada de hijos, perros, nada. Yo y mis bongós. Bueno verte, sobrino. Me encontraste, me encontraste. ¿Trajiste algún libro tuyo para leer?

— — —

Se sienta en la cama de la habitación que le consiguió Carlos. Tiene un descuento de más del setenta por ciento.

Sus piernas no tienen fuerza. La pieza es calurosa. Abre la ventana, luego la puerta. Sale al balcón-pasillo. Mira la gente que está llegando: casi todos mexicanos ilegales con cajas de cervezas y paquetes de chicharrones y potes de pollo frito. Son pasadas las diez de la noche. Han conversado como cuatro horas pero ahora su tío tiene que trabajar. El turno de la noche. Tampoco puede hablar más. Necesita parar, dormir. Su mente no para, no cede, no calla. Piensa: ser escritor no es tan inútil, puede servir para algo. Regresa a su pieza. Coge el teléfono, marca collect, logra contactarse con su padre. Qué supiste, le dice, ansioso, pudiste hablar con alguien. Con él, le dice, con Carlos. Lo encontré. Llegamos el lunes en avión a John Wayne International. Aceptó. Llegamos el lunes, papá. Va a ir por un día. Lo encontré, papá, lo encontré.

VII. All American Slam

conversando en el Denny's on Federal

Unos meses después de encontrarlo, a mediados de agosto de 2003, regresé a Denver. Estaba cumpliendo mi palabra. Y Carlos la suya. Iría a Denver a entrevistarlo: largo y tendido. El motivo: hacer un libro. O que él me contara su historia y esa historia, unida quizás a la crónica de *Etiqueta Negra*, podría convertirse en una narración.

¿Quería que fuera un libro? Sí: vivir para contar. Pero que lo contara él. Colocar todo lo que había pasado, registrar mi investigación, hacer un testimonio. Lo más importante, lo más urgente, era saber lo que no sabía. Quería llenar los baches, unir los puntos suspensivos, ponerme en su lugar, empatizar. Necesitaba tener más información, para responder a aquellos a los que les había contado la razón por la cual se había perdido. Porque eso preguntaban, siempre: ¿por qué?, ¿qué le pasó?, ¿se rayó?, ¿estaba mal?

La otra pregunta no sabía si algún día la iba a responder o si querían indagar mucho en ella: ¿por qué no lo buscaron?

Esas horas que pasamos juntos en Denver y luego en Lake Forest y Dana Point, donde mi padre y mi tío, en junio no habían sido suficientes. Lo había encontrado y ahora estaba vivo, activo, en el mapa. Llegué a ese Days Inn un sábado 14 de junio por la tarde y despegamos temprano el lunes para llegar, tipo once de la mañana, hora del Pacífico, al aeropuerto de Orange County. Carlos despegó de vuelta a las ocho de la mañana de vuelta a Colorado y a su trabajo en el motel. Menos de cuatro días juntos. De sábado a martes. A lo más unas setenta horas juntos. Aun así, seguía siendo un misterio. De hecho, el misterio ahora era mayor y lo quería dilucidar. No recuerdo bien cuándo se lo propuse. Si en el aeropuerto John Wayne esperando su regreso a Colorado o quizás fue por teléfono, desde Santiago, cuando lo llamé y le dije:

—¿Qué te parece que regrese a Denver a conversar? Pero *on the record*, con grabadora.

—Feliz. ¿Pero para qué?

—Para hacer un libro.

—¿Un libro de mí?

—Un libro acerca de ti, sobre la familia, sobre la maldición de los Fuguet.

—Genial. ¿Cuándo?

—Cuanto antes. Tengo el año repleto. Estoy preparando mi primera película, postulando a unos fondos, y me toca la gira americana de *Las películas de mi vida* a fines de octubre. Sólo podría ahora.

—¿Ahora?

—En un mes. Podría estar allá en agosto.

—Vente y te alojas aquí en el Days Inn. Te consigo un precio mejor que el manager special.

—Genial —le respondí—. Además podríamos, no sé, viajar... ir a alguna parte. Recorrer.

—Podríamos ir a Cheyenne. A Wyoming. Puedo conseguir una habitación en el motel que administraba por un poco más que cero.

—A Wyoming entonces. Nunca he estado allí.

—Ni el cielo ni la pradera terminan. Puros horizontes

—*On the road* —pensé, citando mentalmente a Kerouac.

—*On the road again*, como diría el gran Willie Nelson —me comentó Carlos.

Saqué un pasaje Santiago-Denver-L.A.-Santiago. La idea era ir a Colorado, con calma, y conversar. Armar el libro. Hacer, quizás, una gran entrevista que diera —que fuera— un libro. Un libro-entrevista. No sé por qué me acordé, o no pude sacar de mi mente, un libro de Patricia Politzer llamado *Altamirano*, que no era más que largas transcripciones de entrevistas al líder de la Unidad Popular. La razón quizás fue que, en parte, de lejos, vicariamente, viví el proceso de ese libro. Patricia Politzer era parte del taller de José Donoso, en la buhardilla de la calle Galvarino Gallardo, y tenía buenas piernas y era encantadora. Yo estaba partiendo, tratando de transformarme en un periodista con un sueldo pero no en el periodista que no quería ser, y por eso mismo no tenía mucho sueldo. También quería ser escritor o, al menos, quería escribir porque me sentía en control, a cargo, cuando escribía, algo que no me sucedía cuando no escribía. Patricia Politzer ya tenía un libro, creo, y no estaba ahí para escribir cuentos o novelas, pero era brillante y certera y sus opiniones eran notables. O quizás cuando opinaba de mí, o de mis textos, opinaba bien (en esa época confundía un ataque a mis textos con un ataque a mi persona) y, en esos días de inseguridad y eterna duda, cualquier persona que yo sentía que era amable conmigo se transformaba, de inmediato, en mi mejor-amigo-nuevo. Patricia Politzer desapareció de ese taller por unos meses o quizás un mes. Se iba a París con grabadora a entrevistar a Carlos Altamirano para un libro. Yo no sabía bien quién era Carlos Altamirano pero me parecía alucinante viajar tan lejos para hacerle una entrevista que durara días y días y días y que esas transcripciones se transformaran en un libro. En efecto, al año, creo que el 89 o el 90, el libro salió a la calle y fue una sensación. Esa era mi matriz: hacer un libro tipo *Altamirano*. Donde lo importante eran las respuestas. Elevar la entrevista como género literario.

Aterricé en el alucinante aeropuerto nuevo de Denver con esa idea: hacer un libro de entrevistas. Que él contara lo que pasó e hizo y vivió durante todos esos años. En el avión llené un cuaderno Torre con centenas de preguntas y dudas. Carlos me estaba esperando en su destartalado Honda Accord del año 88. Le traje regalos, libros, folletos, revistas, comida en tarros, dulces.

Un mes antes de llegar, o algo así, le envié este correo que encontré en mis archivos:

Hola CARLOS!

Aquí Alberto F.
Aquí va lo prometido, directo desde Santiago.

Como sabes, mi idea —obsesión— es escibir en forma de no-ficción, es decir, no como novela sino como testimonio, algo sobre la familia, y quiero que tú seas el personaje principal.

Organicemos entonces mi ida a Denver. Tengo unas millas guardadas que me alcanzan para el viaje. Partiría el 21, llegando allá el 22, y me quedaría hasta fines de agosto.
¿Te parece?

Te envío 3 libros por FedEx. Saldrán ahora cdo salga a la calle:

TINTA ROJA, mi penúltima novela, q salió el 96 y se hizo película. No es una maravilla pero está bien. Así me puedes leer algo y saber qué onda soy como escritor (be kind, please...).

LAS PELÍCULAS DE MI VIDA, que es la novela que saldrá ahora en oct allá en USA y tb en Latinoamérica. Son las galeradas, como le dicen, es decir, las pruebas. Te envío la versión en Spanish pues es la q escribí. Ahí sales tú como Carlos Soler y toda la familia, pero es más invento. Verás que, en esta novela, quedas muy bien y creo que «das para más.

Y también te envío SANTIAGO BIZARRO, de mi buen amigo Sergio Paz, que es una guía de lo más raro de la ciudad, para que te vayas acercando a ella cuando vengas.

OK

Mis datos, aquí van again:

AF
XXXXXX
Santiago, Chile

Fono: 562-XXX-XXXX
Celular: 569-XXX-XXXX

El fono de mi mamá es: 562-232-XXXX

Un abrazo,
tu sobrino escritor

Alberto F

Para adelantar el trámite de tu pasaporte, solicité tu certificado de nacimiento:
Tu carnet es 5.XXX.XXX-X
Si necesitas el certificado, avísame....
Debes obtener tu pasaporte chileno ASAP!

La idea, el plan, era estar juntos e ir a Wyoming. Carlos iba a pedir unos días libres. Pero el trabajo real, lo de la entrevista, se haría por las mañanas, tipo 10:30, pues Carlos entraba a trabajar hacia las tres de la tarde y tenía, casi siempre, un shift doble o, al menos, terminaba muy tarde por la noche. Carlos era resident manager y siempre estaba, en rigor, de turno. Yo quería que nos juntáramos en un sitio neutro, más literario, más humano. Ni mi pieza ni menos la suya en el Days Inn eran indicadas. Tampoco el desvencijado restorán mexicano adyacente al lobby. La alucinante e independientemente mítica librería Tattered Cover quedaba un tanto lejos; para mi sorpresa, Carlos, que llevaba un buen tiempo ya en Denver, no la conocía. No sabía de su existencia. Al rato capté que Carlos vivía en Denver pero no la habitaba; al menos, no le sacaba el provecho que yo pensaba podía sacarse. Quizás no éramos tan distintos: yo me quería devorar las librerías, la vecina Boulder, los cines alternativos. Mi tío sentía que debía estar *on the premises* el mayor tiempo posible. Esa parte de la ciudad no había sido *gentrified*; al revés, tenía ese atractivo levemente decadente, runned down, peligrosón y postindustrial de un barrio vencido y ahora poblado por inmigrantes que aún no lograban escapar de este primer sitio que los acogía. Este era el barrio de Carlos, su Denver, no el Denver bohemio de Capitol Hill.

Carlos me propuso que desayunáramos tarde todos los días, así en caso de que él no tuviera tiempo para estar conmigo «mano a mano», como me dijo, al menos tendría-mos dos horas tranquilas todos los días. Carlos eligió el Denny's de la North West Federal, unas pocas millas más al norte por la misma avenida en la que se ubicaba su motel. Denny's es una cadena de restoranes de desayunos y comida americana que está unos escalones más arriba por sobre un McDonald's o un KFC. La diferencia es que te atienden y cada tanto te rellenan la taza con mal café. Denny's es el tipo de sitio donde íbamos con mis abuelos en L.A. Denny's, Bob's Big Boy y The International House of Pancakes o IHOP. Por esa época estaba armando y editando y terminando alguno de los cuentos que conformarían *Cortos*, mi segundo libro de relatos. Uno de los que ya había decidido incluir se llama «Más estrellas que el cielo» y es acerca de inmigrantes en un supuesto Denny's que está ubicado en el Sunset Strip de Hollywood. Me pareció curioso y, a la vez, lógico que Carlos eligiera un Denny's.

Durante un par de días fuimos a ese Denny's ubicado al frente del estadio Invesco Field. Carlos conocía a buena parte de las meseras por su nombre y, a veces, les hablaba en códigos «de la industria». El primer día no quiso hablar. Dejé mi minigrabadora, comprada la tarde que llegué en un Staples, junto a mi caja de minicasetes de noventa minutos, en mi bolso. Carlos pidió esa primera mañana un *All American Slam* breakfast. Yo opté por pedir lo mismo. Un *All American Slam* consiste en tres huevos revueltos con queso Cheddar, dos lonjas de tocino, dos longanizas pequeñas, más una buena porción de hash browns, que es una suerte de tiras de papas cocidas y luego fritas. Carlos pedía además jugo de tomate.

A los dos días supe que este sistema no iba a funcionar. Carlos se transformaba en otro y no me gustaban sus respuestas. No me servían. Tampoco me gustaban mis preguntas. Había tensión, silencios y poca comunicación. Al tercer día dejé la grabadora en el Days Inn. Al cuarto o quinto día comenzó a hablar. Yo me dediqué simplemente a escuchar. A escuchar, a preguntar apenas de vez en cuando, y a recordar después, a tratar de ponerme en su lugar y escribir por él, como si fuera él, olvidando detalles, inventando otros, tratando de lograr lo que quizás otros debieron hacer: ponerse en su lugar, ser él, pensar y sufrir y ver la vida como si fuera Carlos. No había otra forma; no quería otra cosa. No se trataba de reproducir sus respuestas porque, uno, no tenía muchas respuestas y sí muchas preguntas y, dos, aunque hubiera tenido todas las respuestas, ya tengo la experiencia suficiente para saber que las respuestas no son más que intentar ordenar lo inordenable. Para saber de Carlos, para entender a Carlos, iba a la larga tener que serlo, hablar por él, usando algunas de sus palabras, de su información, iba a tener que inventar y mentir para llegar a alguna verdad.

Estas son entonces las únicas dos transcripciones que obtuve de mi regreso a Denver.

Entrevista 1

CF— AF

Denny's —Denver— NW Federal Blvd

24 agosto 2003

Duda: cuando ya estabas en Florida, después de Baltimore, ¿cuán consciente estabas de que estabas escondido, huyendo...?

No, no estaba escondido, estaba haciendo mi vida.

¿Cuán fácil era ubicarte?

Cualquier persona que haya querido ubicarme, me ubicaba.

¿Sí?

Sí.

Después hubo una serie de malos entendidos quizás. Porque no creo que era tan, tan fácil buscarte. Yo traté en una época por mi cuenta y no pude. Y eso que usé, creo, internet, o los comienzos de internet. No me acuerdo. Estamos hablando del año 96. Creo que ubiqué a unos Fuguet en Florida vía la operadora.

Ahora los sistemas son mucho más fáciles que en ese tiempo. Verdaderamente si tú me hubieras llamado yo habría hablado contigo.

No es por insistir, Carlos, pero siento que no es tan así: yo te busqué. Desde Austin, donde fui a una conferencia, y luego pasé por Miami. No estabas listado en Florida. El único Carlos que ubiqué vivía en Deerfield Beach, al norte de Miami. Dejé varios recados en el contestador.

Te hubiera contestado.

Pero no eras tú.

No, nunca viví en Deerfield Beach. Pero conozco el lugar, viví y trabajé cerca. Toqué en Deerfield

Beach. No es una gran playa, a todo esto.
Al final me contestó un Fuguet. Cubano. Padre de
Carlos Fuguet. Algo así, un cierto parentesco. Cubano,
también. Marielito. Me dijo que ya no vivía ahí. Pero
algo le saqué y me quedó claro que no eras tú. Era una
suerte de dentista cubano, menor que tú.

> Otro Carlos Fuguet. Al menos tres hemos pisado
> esta tierra.

Carlos Fuguet algo. No creo que haya sido García,
como tu hermanito.

> Esperemos que no. Y no es mi hermanito; es un
> niño muerto al que no conocí.

Igual no te compro del todo que estabas «disponible».
A lo más, *hiding in plan sight*, como se dice. Insisto: hice
un esfuerzo el 96 y me fue mal. No bastaba llamarte.

> Quizás el teléfono estaba a nombre de mis room-
> mates o vivía en un hotel. Viví en muchas partes.
> Quizás fue mala suerte. Al final me encontraste.
> No me estaba escondiendo. Fue el destino.

Yo creo que sí, aunque no creo mucho en el destino.
Pero sin duda hubo suerte.

> El que busca, encuentra.

Me costó mucho encontrarte. Perfectamente pude <u>no</u>
haberte encontrado. Insisto: creo que hubo suerte,
mucha. Y casualidad, que es lo mismo. Y claro que
estaba el deseo de buscarte: llegué acá a Denver y, si lo
pensamos, todo funcionó a mi favor. Los horarios, que
llegué justo cuando Cindy estaba en su shift. De
verdad creo que si hubiera llegado y no hubiera estado
Cindy, por ejemplo, yo hubiera continuado viaje. Mi
meta era alojar en Boulder y seguir al día siguiente a
Aspen. Siempre pensé que si obtenía pistas tuyas sería
en Las Vegas.

You found me. Se dieron las cosas.

**Se dieron, sí. Pero por teléfono no te encuentro.
Recuerda que el que partió buscándote fue mi padre,
por carta. Y llegó una carta a Denver. Y fue devuelta.**

Porque estaba en Cheyenne. La próxima semana
conoceremos Cheyenne. Te gustará.

Ya, pero...

Las cosas pasan por algo, en el momento que
corresponde.

¿De verdad crees eso?

Algo, sí. ¿Tú?

**No tanto pero no sé cómo se explica que te encontré
a la primera, digamos.**

Porque ahí estaba, tranquilo, en el front-desk del
motel.

**Sí, pero... Pude partir por el este, y no te hubiera
encontrado y al llegar acá a Colorado quizás ya
hubieras partido...**

Las cosas pasan por algo, sino simplemente no pasan.
**Pero tienes que pensar que del otro lado, del de la familia,
de la cual eras parte, uno no sabía qué estabas pensando.
Pensábamos que estabas muerto. ¿Me explico?**

Mira: ellos me dijeron que no querían hablar más
conmigo; si ellos querían hablar, que me llamaran.

¿Por qué hablas de *ellos*?

La familia es un ente extraño que, a la larga, si no
te potencia, te anula. Todos complotan aunque
no están de acuerdo. Se arman extrañas alianzas.
Dicen que la familia es la base de la sociedad. Yo
creo que la socava. He conocido muchas y sobre
todo he conocido aquellas que están ligadas a
gente que ha tropezado. A veces es el hijo el que
la ha cagado o cometido errores casi imperdonables;

a veces es la familia. He visto de todo. En la cárcel, en los bares, en los flop-houses, en moteles de mala muerte, uno ve. Uno conversa. Uno escucha. Muchos de esos lazos, cuando uno de los integrantes está mal, o tiene mucha rabia, o es incapaz de controlarse, se vuelven tóxicos. Hay lazos entre hermanos que supuran bilis. Madres que se desangran o drogan o prostituyen por hijos que, en el fondo, detestan tanto como aman. No hay nada peor que una relación tóxica excepto...

Excepto...

Excepto las relaciones tóxicas de sangre. Uno cree que lo tóxico puede ser un mal matrimonio o una amistad torcida o una relación de pareja donde uno quiere y la otra persona está por culpa o pena o soledad. Pero cuando uno rompe esas relaciones, cuando te separas de una mujer que te hace sentir, digamos, poco hombre, o logras prescindir de ese amigo que no es tu amigo, todo cambia. Respiras, vuelves a vivir, aunque sientes que se te rompió algo adentro. A veces para salir adelante debes hacerte tira por dentro. You understand? Lo complicado es cuando esos lazos tóxicos están ligados a la familia. Ahí es donde casi todos caen. Lo he visto. Es ahí donde muchos tipos —a veces las familias enteras— se hunden, se dañan, se automutilan y logran inmolarse. Casi siempre la «culpa» es de uno pero es el sistema el enfermo.

¿Cómo?

Nadie es capaz de romper, de quebrar, de sacar las toxinas. En mi familia yo era la oveja negra. Y quizás fue culpa mía y quizás fueron roles externos. Ambas cosas quizás. Pero a pesar de estar tristes por mí, decepcionados por mí, a pesar de todo, me seguían aguantando. Por cariño, supuestamente. Pero ahora capto que era más por culpa. Mi padre no me quería entonces... entonces, ¿por qué me aguantaba en su casa?, ¿por qué me iba a ver a la cárcel?

Para sentirse a cargo. Poderoso. In charge.

Eso es lo que pienso. Y yo, de huevón, de debil, quería sentirme acogido... quería sentirme parte de una familia que quizás nunca tuve... quizás quería sentirme un hijo... un...

¿... niño?

Un niño, sí. El querer sentirse niño, el sentirse protegido, es como una droga... Poco a poco me di cuenta de que estar cerca de mi padre, ir a su casa a pedir que me ayudara (o ir a pedirle a mi madre sin que mi padre supiera) era algo tóxico y, si bien hablaba mal de ellos, como ente, hablaba peor de mí...

Esto lo conversaste con alguien, porque todo esto me parece bastante...

¿Lúcido?

Eh, sí.

Décadas y décadas de confusión a veces te hacen ver las cosas tal cual son....

¿Fuiste a terapia?

Nunca he ido a terapia, por suerte. Pero tuve una larga conversación con un patrol officer, uno que no conocía. En San Mateo. Cuando todo estaba por hervir, por colapsar de nuevo, y tenía ganas de hacer cosas muy, muy oscuras. Me acerqué a una oficina y les dije que había hecho *time* dos veces pero que estaba clean y me tocó un tipo llamado Brian, quizás era sicólogo, no sé, pero me invitó a almorzar, por ahí, cerca, a almorzar chili con carne, y conversamos como dos horas y lo que me quedó fue esto: huye y escapa o hazte cargo de las culpas, de algo que nunca vas a poder cambiar y de algo que te hace mal. Las relaciones tóxicas son como la gangrena, me dijo este tipo, este Brian. O las cortas, con lo que puede doler, o te dejas infectar.

Pero aquí no sólo sufrías tu, otros también.

Yo soy más importante que el resto aunque eso duela. Hay que elegir. O vives pensando en tu madre y cagas o eres un hijo-de-puta para los demás, y capaz que para ti mismo también, pero zafas. Uno tiene que ser your own man even if that means you are a mother fucker. No podía vivir pensando en el qué dirán porque ese qué dirán era, además, atroz: loser, ladrón, tocado, irresponsable, desconfiable, who knows what else. Si desaparecía, igual iban a pensar lo mismo. ¿Qué cambiaba? Que sería considerado buen hijo o buen hermano por estar por ahí, dando vueltas.

No dando vueltas por el barrio pero...

Sabiendo donde estoy. No me pareció tan importante. Para qué saber. Tenía que ser capaz de hacerle mucho daño a alguien que, sin embargo, no era tan débil. Sabía que mi mamá sobreviviría. Sobrevivió a ese hombre, se casó con ese hombre. Cómo no iba a tolerar no saber de mí. Para hacerla sufrir con malas noticias o noticias que ella o todos considerarían malas. O dañaba al resto o me dañaba yo. Opté por mí.

Ya, pero...

Opté por mí. Algún día te quedará claro. Y si no, sorry... Esto no es un juicio. Ya he tenido juicios de sobra. ¿Quieres seguir?

Sí. A ver... Cuando no se supo más de ti, ¿dónde andabas?
Me fui a trabajar, yo no me arranqué, yo fui a buscar trabajo. Me fui a buscar trabajo a Florida, estuve trabajando en la música, estuve trabajando en hoteles, en muchas partes no tenía teléfono, porque era muy caro. Cuando tuve teléfono directo fue cuando salieron los celulares.

¿No estabas borrando tus tracks?
No, no estaba borrando nada, no tenía por qué.

Pero yo no tenía tus números...
No es culpa mía.

Pero tampoco hiciste nada para estar en el ojo público. A mí lo que más me choca de esta historia es que nadie te buscó. Podías haber llamado a Jaime.
No tenía el teléfono. No pensé...

Había algo de querer castigarte un poco, algo de vergüenza, de no ser capaz de enfrentar el pasado...
Si yo llamaba a Jaime le iba a decir a todos...

¿Y...?
No quería que hablaran de mí, que la noticia se esparciera como pólvora. No quería sentir sus ansiosos ojos en mi nuca; no quería que hablaran de mí, que me aconsejaran, que me preguntaran. Cuando uno está lejos, fuera de la mira, uno se siente más libre. Ojos que no ven, corazón que no es infectado. Yo quizás sabía dónde estaban pero no sabía qué estaban haciendo, qué estaba pasando. La incomunicación es la mejor manera para que algo que existía deje de existir. Y yo necesitaba estar libre. ¿No te lo dije ya? ¿Qué mierda más quieres saber? No me escapé, por la puta. Escapar es otra cosa. Necesitaba vivir sin que me jodieran.

¿Te jodían...?

> They sure did. They fucking did. I thought you understood by now.

Y por qué te importaba tanto... ¿no bastaba no hacerles caso, por ejemplo?

> Easier said than done. Me parecía más limpio cortar de raíz.

O sea... y perdona pero... entonces la pregunta del por qué, del por qué lo hiciste no la vas a responder.

> Porque quise. Quedemos en eso. Porque necesitaba hacerlo. Creo que no he parado de responder por qué lo hice. Quizás la respuesta es que ni sé. No sé pero lo hice. Pero lo hice.

Te volviste como una especie de obsesión. Mi mamá, por ejemplo, estaba impactada con tu desaparición; le dolía, siempre me preguntaba: qué será de Carlos, dónde estará, por qué no llama, cómo estará. La Yayi, tu madre, mi abuela, decía que de vez en cuando llamabas y colgabas, cada uno tenía una versión distinta.

> Yo no tenía ninguno de los números. Nunca la llamé. Y si la hubiera llamado, no hubiera colgado. Son inventos de ella. Yo no juego juegos así.

Quizás era su deseo. Pensaba que la llamabas. ¿Nunca pensaste que le hacías daño?

> A veces tienes que optar. Uno no puede vivir la vida pensando en sus padres; debes pensar en ti. Mi mamá, además, optó por mi padre. Y creo que se arrepintió aunque nunca lo reconozca. Quizás está muy viejita pero, a la larga, en el fondo, la gente sabe, la gente entiende. Tuvo, según ella, el mejor marido del mundo por muchos años. Hay madres que abandonan a sus maridos por sus hijos. Mi madre tenía sus prioridades claras. Quizás por eso

no soy padre o no deseo tener una relación porque
toda la relación empieza a fallar, a oprimirse, y los
hijos ayudan mucho a armar una familia. Mirando, veo que las parejas duran poco y hay gente que
está dispuesta a todo tipo de humillaciones con tal
de no estar solo. Yo puedo estarlo. El caso de mis
padres, creo, es distinto: de verdad creo que se
amaban, se potenciaban y mi padre se sacó la lotería con mi madre. Yo no haría las cosas que ellos
hacían pero no me cabe duda de que ella lo amaba
a él y él a ella. Quizás era una relación enferma, de-
pendiente, no sé, pero era una relación. Yo nunca
he tenido ni tendré una relación como la de ellos.
Es quizás la relación más intensa que he conocido.
Personalmente creo que mi padre era el que ganaba pero mi madre era feliz siendo parte de él, siendo su mujer, su puta sombra. Sobre gustos, como
dicen, no hay nada escrito. Lo patético, lo enfermo, lo triste, es que no sé para qué tuvieron hijos.
Hubieran ahorrado dinero, hubieran podido viajar
más, hubieran sido una pareja alucinante. Creo
que mi madre me quiso, no lo dudo, pero por una
cosa instintiva. Más quería a su marido. Y eso es
curioso pero no del todo impensable: madres que
optan por su hombre más que por sus hijos. Eso
fue lo que sucedió. Creo que nos tuvieron porque
era la costumbre social; era lo que todos hacían.

¿No te daba culpa que tu madre sufriera, entonces?

Te repito: ella se casó con él, y aunque ella pelea-
ba por nosotros, al final ella hacía lo que él quería. Fue una decisión que ella pensó era lo mejor.
La culpa siempre existe pero vivir o hacer cosas
por culpa es como no existir. Yo quería existir.

Tampoco la abandoné. No estaba a cargo mío, tenía dinero, aún tenía marido y tenía dos hijos
normales, establecidos. Creo que si se habla de
culpa, ella tendría que sentir más culpa. ¿Acaso
me buscó después? Pero la entiendo. Ella tenía
que salvarse y yo también. Mira, el día que no
quisieron hablar conmigo, yo hice mi vida, y yo
no miro para atrás, porque uno no puede dejar su
vida, yo tenía que hacer mi trabajo y mi vida y yo
soy solo y he sido solo toda mi vida. Ellos me hacían ser una persona que yo no soy.

¿Y eso te ponía en mala?

Sí, yo no soy así.

¿Qué hubiera pasado si yo no hubiera aparecido?

Yo iba a tratar, lo más pronto posible... iba a tratar de ir a Los Ángeles, quería ver cómo estaban
las cosas. Ya uno se vuelve más viejo...

¿Sí?

Quizás... pero en unos años más. Quizás después
de jubilar, no sé. El 2010, el año del bicentenario.
Estamos especulando. No lo sé. Tú me encontraste y ahora estamos hablando en un Denny's. Quizás hubiera querido acercarme y no lo hubiera hecho, no sé. Ni el futuro ni el pasado se dominan
o controlan.

Capaz que ni el presente.

Quizás; pero, para mí, el presente es lo único que
existe.

**Nunca volviste a L.A. u Orange County a mirar... a
fisgonear. A mirar de lejos...**

Nunca he vuelto a California excepto por ese viaje de veinticuatro horas que hice contigo hace dos
meses.

Tú sientes que es mejor ahora que existan, que sabes de ellos, aunque estén más lejos...

Sí, lo bueno de esto es que tenía que pasar; yo no tengo ningún rencor contra nadie.

Pero más allá del rencor, ¿no sientes que uno vive más tranquilo?

Puta la pregunta tonta... Sí, estoy contento de saber que hay alguien. Que estás tú. Que están. Sí. Ahora tengo familia, y ahora sé que las cosas se han calmado. Pero, ¿y? Yo no le hago preguntas a Jaime ni Jaime me las hace a mí, no me meto en la vida de ellos, ni ellos en la mía, pero es bueno que estén, sí. Creo que ya no me dañan, creo que es bonito saber que hay gente cercana y tuya por ahí, pero también tengo claro que la familia, los hermanos, no te van a salvar o hacer mejor la vida. He conocido gente que se ha matado, que tiene hermanos, sobrinos, tíos, primos. Incluso hijos, parejas. La familia no es capaz de salvarte del abismo, del error; a lo más podrá ayudarte un rato, contenerte, darte ánimo, pero eso no dura, believe me.

¿Tenías claro que estaba muerto el abuelo?

Lo suponía. Su enfermedad estaba muy avanzada, pero tampoco tenía constancia. No lo podía asegurar. Una vez, hacia 1990, vi a un hombre parecido, alto, flaco, con el pelo muy blanco, almorzando en una deli judía. Quedé de una pieza. Pero al segundo pensé: ya debe estar muerto. Quizás me está penando. Y hasta me acerqué a él, pedí un café y lo miré. Captó y lo saludé. Howdy, me dijo. Ahí supe que no era mi padre. Pero de verdad nunca pude saber si había muerto o no.

Suceden milagros o, lo que es peor, hay gente que dura meses y años, décadas, en cama, en hospitales. De verdad no sabía a ciencia cierta que estaba muerto. Por desgracia creo que siempre estará vivo y criticándome. Lo llevo dentro, como un virus, como un quiste.

¿No sentiste que era necesario que fueras al funeral?

No, si él hubiera llamado, pero no quería hablar y no quería saber más de mí. Si él hubiera querido, me hubiera llamado, hubiéramos hablado, uno hace las paces. Pero probablemente iba a escuchar recriminaciones que hace mucho tiempo no escuchaba: «No, si por tu culpa...». Para qué. Dudo de que me echó de menos en el funeral. Yo lo maté muchos años antes.

¿De verdad crees eso?

No lo sé.

Generalmente cuando uno ve que alguien se está muriendo, uno baja las revoluciones...

Él las subió. Hizo el mal hasta el final y siguió haciéndolo. He was fucking strange. Lo que me cuentas de mi madre, cómo la dejó. Yo creo que la vejez lo liberó y más que ponerse bueno o cariñoso o arrepentido, salió su verdadero yo, con todo su odio. Para darle crédito: fue sincero. La gente cree que el odio y el desprecio y la envidia y el resentimiento no existen entre los más cercanos. Claro que sí. La gente puede odiar. Sobre todo a los más cercanos. Los peores asesinatos son intrafamiliares o entre conocidos o entre amantes. Quizás mi padre me quiso algo pero más me despreciaba y odiaba y creo que quiso maldecirme. Para que pagara el sufrimiento que seguro le provoqué.

No tenía ya voz, hablaba con ese aparato, y así y todo me habló fuerte. «NO quiero verte ni hablar más contigo». Es el último recuerdo que tengo de ese señor. Es triste y fuerte hablar así pero seguro que él habló peor de mí. No cabe ninguna fucking duda. Uno capta en los ojos cuando alguien te odia. Él, al menos, al final y al medio me odió.

...

Pudo tener odio hacia mí pero debió portarse como padre. Un hijo puede odiar, un hijo puede hasta asesinar a su padre; pero no debería ser al revés. **Existe el mito de que a medida que la gente va envejeciendo se va poniendo más sabia, pero estoy captando que no es así. Muchos se transforman en viejos de mierda. Una persona tonta y vanidosa termina convirtiéndose en un viejo tonto y vanidoso.**

No comments pero I agree.

¿Tú estuviste ahí cuando empezó a enfermarse el abuelo...?

Había ya tenido las primeras cosas, pero cuando yo estuve ahí con él, entre el 82 y 84, él estaba yendo a tratamiento, lo llevaba yo, ahí fue cuando estuvimos más juntos desde hacía muchos años, del tiempo de chiquito que yo leía *El Séptimo de Línea*. Esa etapa es cuando más juntos hemos estado. Yo lo acompañaba al centro hospitalario porque Javier lo empezó a llevar y después seguí yo. Muchas veces yo trabajaba el turno de la tarde en The Good Shepard, así que en la mañana lo llevaba; si yo no podía ir iba Javier. Después partí a San Mateo y luego a Baltimore. Como te digo, la última conversación que tuve con él fue bastante desagradable y le corté.

Lo que yo tengo entendido es que tú le debías cien dólares a la Yayi.

No... a la Yayi siempre le debía...

Tú te atrasaste con el pago, lo que provocó ruido y enojo, pero al final llegó el cheque... fue lo último que supieron de ti. El cheque sin remitente pero con sello postal de Baltimore.

No me acuerdo... fue una tontera, no me acuerdo cuándo fue.

¿Eso fue el año 86?

El año 1986, sí. El año de la liberación. ¿De verdad hice eso?

Eso me han dicho.

Digno. Bien. Gran manera de despedirse, ¿no?

De desaparecer...

Yo no desaparecí. ¿Pidamos la cuenta?

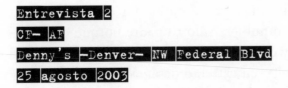

Entrevista 2
CF— AF
Denny's —Denver— NW Federal Blvd
25 agosto 2003

Antes de partir contigo quiero confirmar algo relacionado conmigo que me tiene intrigado hace años porque no recuerdo del todo si es verdad o un invento mío. Tú sabes: a veces uno lo escribe o quiere escribirlo y los hechos se confunden con la ficción.

Dale.

¿Tú me mandaste unos casetes?

Yo te mandaba casetes de country music a Santiago. Por correo.

¿Yo una vez te mandé un casete a ti?

Sí

Te hablaba, parece, ¿no? Lo que recuerdo es que hablé mal de la familia de USA.

Creo que tú me mandaste uno, lo tocaron ese día, la mamá lo colocó ese día y estaba el papá. Mi papá. Y tu papá. Era una comida, creo.

Y yo hablaba contra de ellos, ¿puede ser? Y yo te decía que eras el único de la familia que valía la pena... puede ser...

Algo, sí, por ahí iba. Un cagazo.

Dios: todos quedaron con la cara...

Con la cara grande, lo apagaron y creo que fue la última vez que vi el casete ese.

Ese casete era personal, para ti. Creo que lo grabé en mi pieza, de noche. Como si tuviera una radio. Y de otro casete te grabé música de esos años. Capaz que de Los Prisioneros. Y me puse a atacar a todos los Fuguet, creo.

Insultaste a mi padre. Creo que dijiste que ojalá yo hubiera sido tu padre porque yo era más cool y divertido. Eso me hizo reír, pero nadie rió. Fue algo en extremo desagrable. Para ellos, digo.

¿Cuándo pudo ser eso?

Debe haber sido después del 82, cuando vimos *Missing*, ¿te acuerdas? Tiene que haber sido antes que yo me fuera a San Mateo. Yo vivía con ellos. Pudo ser el 84-85, por ahí.

Era chico.

Sí, era chico.

Digo: yo era chico, pendejo. Veinte años.

Sí. Éramos chicos.

¿En qué momento te jodiste?

No me jodí.

Digo... ¿cuándo empezaron los problemas?

Fue más rebeldía a la constante dominación de mi padre. Él siempre me dominó desde la infancia y finalmente después que salí del Army. El ejército fue el primer lugar en el que estuve fuera de su dominación. Me rebelé y la mayoría de mis acciones reflejan un gran deseo de hacer todo lo que molestaba a mi padre. Un error, lo sé. Darle tanta importancia a un ser que merece tan poca y que, a la larga, no va a tener ninguna importancia.

¿Salió tu vida como quisiste?

Sí y no. No sé. No creo. ¿Todas las preguntas van a ser así?

No, pero...

En la cárcel me hicieron un examen así.

Necesito tener una base con la cual trabajar. Te conozco de adulto no más de cuatro días. Sí, las preguntas van a ser de este tipo.

Vale.

Again. ¿Salió tu vida como quisiste?

¿A alguien le sale como quiere? No. Creo que no. La respuesta es no. Not really. Of course not.

¿De qué estás arrepentido?

De muchas cosas.

¿Crees que tus tropiezos con la ley fue lo que te hizo caer?

No, I believe I was on my way down when I broke the law.

¿Qué crees que te hizo violar la ley? ¿Un deseo de escapar, de rebeldía? Dicen que los que se fugan o los que cometen crímenes a la larga desean ser capturados. ¿Deseabas caer preso?

I never wanted to be captured; I wanted to get away with it. I never wanted to go to jail.

¿Puedes responderme en castellano?

Cuando me salga la respuesta en español, te responderé en fucking Spanish.

Vale. ¿Te sientes perdido?

No, no me siento perdido.

¿No?

No.

¿Cuándo crees que fue la última vez que saltaste al vacío?

Nunca he saltado al vacío.

¿Cuán down has estado? ¿Algún momento o instante que me puedas contar? Cuando estás muy mal, ¿qué haces? ¿Ganas de tomar? ¿De matarte? ¿Algún tipo de autodestrucción?

Somethings are private. I rather not go back to those times or feelings or actions, sorrry. I really want to help you but this I know: when something has been fractured and put together, it can brake quite easily.

¿Qué crees que hubiera sido de ti si te hubieras quedado en Santiago?

My life would have been very different.

¿Sientes que tu padre te cedió a cambio de su American Dream? ¿Que te «entregaron»?

Yes I really do feel my father sold me and my dreams for his American Dream. Later on, during the last years of his life, he showed he did not care for anybody but himself.

Mi padre dice que, de los tres hijos, tú eras su favorito, el que más quiso y admiraba.

Nunca lo noté.

¿Existe el American Dream?

Para algunos. Para los que lo alcanzan, supongo.

¿Crees que tu padre fue injusto contigo? ¿Cruel? ¿Egoísta?
Ask him.
Cambio de tema: ¿te has enamorado de verdad alguna vez?
Who knows? I guess. I hope.
¿Te sientes solo ahora?
> Not really: I've learned that, in the end, it's the only thing that I can count on. I used to be very scared of it, would do anything to get out of my room, out of myself. I guess jailed helped. Loneliness only hurts when you are near people who do not connect with you.

¿Tienes amigos? ¿Alguien especial?
> Not really. One always believes there is someone who is it, or is more special, or cares more, but everyone has a lot to do... I guess after a certain age, things change and those things or people or friendships that happen in movies just don't happen in real life. I'd say I'm very friendly and people are extremely nice with me, pero al final me las arreglo solo.

¿Has pagado por sexo?
> A long time ago.

¿Desde cuándo no tienes una relacion sexual?
> No me acuerdo.

¿Te masturbas? ¿A qué edad se pierde el deseo o la necesidad de conectar? ¿Consumes pornografía?
> Sí. Nunca. Sí.

¿Crees que la puedes pasar bien solo?
> Puedo pasar. Sigo aquí.

OK, bien... Veamos. Hablando de ese período, del comienzo de los ochenta, cuéntame de la cárcel, de Chino.
> No quiero hablar mucho de eso. Me complica. Es como abrir heridas cicatrizadas. ¿Te importa?

No, pero...

No fue tan terrible como la gente cree.

¿No?

No. Es como estar en un internado o en la Escuela Militar pero sin salir y sin tener que entrenar o siquiera estudiar. El tiempo que pasé en la cárcel fue un infierno no porque me tocó vivir una experiencia terrorífica, sino por el aburrimiento.

¿Aburrimiento?

No tienes nada qué hacer y, lo que es peor, no te dan ganas de hacer nada.

Pero algo me podrías contar... es parte clave, creo, de esta narrativa. De este cuento.

Pero no es un cuento, no es una novela. Es real. Me pasó.

Sí sé. Pero estamos contando esto.

Sí.

Tú aceptaste.

Sí.

Vivir para contar. Contar para que otros sepan.

No quiero que todos sepan todos los detalles. No sé si quiero que tú los sepas.

Los detalles dan lo mismo: la idea es hacer un libro, una novela, una crónica, no sé, donde... donde tú cuentas tu vida. Lo que te pasó. Por qué te perdiste.

No me perdí, por la puta.

Vale. Pero la idea, mi idea, es que yo cuente cómo te busqué y tú me cuentas dónde anduviste.

Por muchas partes.

Sí sé. Pero... a ver... centrémonos. Eres el único de toda la famila, Carlos, en todas las generaciones, que ha ido preso. ¿Es como en las películas?

No me violaron, si es eso lo que me deseas preguntar.

El tema pasó por mi mente, sí. Tanto mito, tanta película.

Rule number one: para sobrevivir no puedes tener miedo o, lo que es casi lo mismo, mostrar que tienes miedo. El que tiene miedo, el que es débil, pierde. No sólo sexualmente, sino que deja de ser respetado. Lo pasan a llevar. No hay nada peor que sentirse pasado a llevar, no existir, que puedes ser pisoteado y que casi te gusta ser pisoteado porque lo permites.

Nada peor...

Durante décadas, en la calle me sentí un pisoteado, un...

¿Loser?

Me sentía no en control, no controlando, viviendo de la suerte...

De la mala suerte...

De la suerte: buena y mala. Mi vida no es una suma de tropiezos o fracasos. La he pasado bien. Me he reído. He tocado música. He tenido buen sexo, he comido bien, he viajado, he tenido buenas conversaciones. Pero vivir de la suerte es peor que estar encerrado. En la cárcel no existe la suerte. Existes tú. Agarras control. Desde el día uno que me propuse ser más duro dentro de lo que lo fui afuera. Es raro estar adentro porque hay algo de liberación.

¿Liberación? No entiendo.

Sabes cuándo ingresas; más o menos sabes cuándo sales, o si no, no saldrás nunca. Eso te da orden, te organiza. Yo me puse una meta: sobrevivir a esa experiencia y que esa experiencia no me dañara. A lo largo de mi vida me he embarcado en aventuras o trabajos o cosas sin pensarlo: y eso muchas veces te juega en contra. There's a backlash. Todo se paga, se paga con creces, la cuenta siempre se paga con interés. Pero las dos veces que estuve preso me sentí libre. Quise sobrevivir mental y físicamente y lo logré.

¿Cómo?

Bueno, recuerda que no cumplí una sentencia tan larga. I did nine months in County Jail and six months in State Prison, so I was able to cope with the lack of sex or sexual activities. Me mantuve ocupado, muy ocupado, trabajando de diez a doce horas diarias y luego me iba a leer a la biblioteca. El Chino Men's Institute tenía una gran biblioteca.

O sea, no era tan duro...

La cárcel es un ambiente duro. It's rough. Y aumenta en dureza dependiendo del nivel: minimum, medium or high security. Yo nunca estuve en cárceles de mediana o alta seguridad. Estuve en la mínima. Lo que yo hice fue cosa de niños comparado con lo que otros hacen. Aun así, es un lugar hosco. No es un resort, no es un hotel, no es tu casa. Los tipos que están ahí son tipos que, quizás, por dentro son buenos, o fueron buenos, pero todos se sienten humillados, fracasados, dañados. Hay que tener cuidado con gente así porque puede responder de cualquier modo. Te pueden traicionar sin querer. Es gente violenta, con un potencial de hacer cualquier cosa.

¿Y tú?

Creo que era distinto. Aunque supongo que todos creen que son la excepción. Me sentía humillado, sí. Me sentía un fracasado o... más que un fracasado, alguien que cometió muchos errores por no pensarla y ahora estaba pagando porque él mismo no quiso pagar.

¿Cómo así?

Que si no me hubieran atrapado, yo nunca me hubiera castigado o... ¿se entiende?

¿Tú nunca te hubieras enderezado? ¿No te hubieras parado por ti mismo?

Algo así.

Pero tampoco hiciste algo tan grave.

No, pero quebré la ley. Mentí. Me alejé de los demás haciendo algo no tan fácil de perdonar. Claro, no maté pero poco a poco fui matando al Carlos de Chile, o al Carlos de Waco, el Carlos medio hippie y entusiasta que circulaba por el Sunset Strip.

¿Puede la cárcel ser un buen sitio?, ¿un sitio tranquilo?

Uno puede hacer de todos los sitios el sitio que uno desea si uno se concentra. En la cárcel es más fácil porque el tema económico está solucionado. Lo que tienes que hacer para que la cárcel sea un sitio donde te sientas en calma es cumplir las reglas del sitio y las reglas no escritas de los presos. Es clave estar siempre enfocado. Y eso se echa de menos: estar enfocado. Alerta.

¿Trabajaste adentro?

Me tocó en la biblioteca... después, como había sido contador, querían que trabajara como ayudante de la oficina de contabilidad, ayudando al agente civil que trabaja allí.

¿Pagaban?

Me pagaban cincuenta centavos la hora y, cada dos semanas, tú recibías un boleto, ese dinero te lo colocaban automáticamente en tu cuenta. Uno no tenía plata pero sí una cuenta, si alguien te traía dinero, lo colocaba en esa cuenta. Había una tienda, todos los días íbamos a la tienda, firmábamos y gastábamos tanta plata para comprar cigarros, comida, pizzas. Había canchas de golf, había piscina, era un country club.

¿Cómo?

Era de mínima seguridad. Sabes que vivíamos mejor que otras gentes que son nobles y nunca han hecho nada. Algunos que ganaban bien eran los que trabajaban en la leche, era un trabajo duro, se levantaban a las tres y media o cuatro de la mañana a ordeñar las vacas, es duro. Ganaban uno y tanto la hora, pero está bien, porque así tú tienes tu dinero y te enseñan a trabajar y cuando sales encuentras trabajo, aprendes una profesión.

¿No era *Oz*?

¿Qué es?

Una serie... En HBO. Da lo mismo. Sigue.

¿Qué más quieres que te cuente? Nunca le he contado esto a nadie. ¿Es necesario grabar esto?

¿Prefieres que lo apague?

Sí.

VIII. The Echoes of his Mind

carlos talks

my own country

chile,
el pasado, el pasado *pasado*, la prehistoria...
¿recuerdos?
muchos: a veces se van, a veces reaparecen,
a veces aparecen sin golpear,
sin que estés preparado,
así, de pronto,
sin aviso,
cuando menos los esperas,
cuando menos los necesitas,
cuando ya no los quieres,
cuando crees que se han olvidado,
que se han borrado,
entran,
se cuelan,
donde sea,
en la noche,
en un seven-eleven,
en una bodega salvadoreña,
mirando un partido de fútbol
y aparece un jugador chileno,
en los letreritos de las uvas
y las cerezas en los supermercados,
en la sección vinos
todo vuelve a existir,
a estar,
a doler
no porque tenga malos,

al contrario,
porque tengo buenos recuerdos,
muy buenos recuerdos de chile,
allá la pasé bien,
creo que sí,
sí,
estuvo bien
tengo bueno recuerdos, sí
sí,
no había esa angustia, esa culpa,
esa sensación de haberse equivocado,
que el minuto ya pasó,
ese ruido
que no te deja dormir o te hace dormir,
pensando que estás durmiendo,
ese ruido, esa molestia,
esa angustia que no te permite pensar,
que te hace pensar que no hiciste lo que debiste,
que te equivocaste
o te dejaste estar,
que el destino te la ganó,
el muy hijo de puta,
no hay sensación más corrosiva
que sentirse un underachiver,
que no existes,
te cansas,
no sabes lo que cansa nunca dejar de pensar en uno,
no poder soñar con otros,
siempre estás hastiado,
agotado,
spent,
primero con el mundo,
luego contigo,
con uno,

uno pasa todo el día con alguien
que no necesariamente pasaría todo el día contigo,
te tienes que acostumbrar a la fuerza,
a estar con alguien que desprecias,
que te ha decepcionado,
por el cual sientes pena,
lata,
hastío,
ahí es donde uno aprende
y capta si uno se la puede:
si uno es capaz de estar con uno,
si uno es capaz de estar en silencio
con uno mismo,
conmigo,
con yo.
eso de no poder expresarte,
hablar,
no tener con quién,
no ayuda, no facilita las cosas,
el silencio a veces puede ser
enervante,
te puede atontar.
eso de sentirse underused,
underappreciated,
no sentir,
sentir que es mejor no sentir,
que no te conviene sentir
o recordar ciertas cosas,
recordar en general,
mejor vivir el presente,
mejor seguir,
pensar que quizás las cosas mejoren
o dejen de estar como están.

. . .

era como el paraíso,
así lo veo a la distancia al menos,
como que me expulsaron del lugar
donde estaba cómodo,
de donde era,
donde entendía todos los códigos,
donde era uno más
pero esto te lo cuento ahora,
ahora que ha pasado tanto tiempo,
que han pasado tantas cosas.
si me hubieras preguntado en 1964
si pensaba que vivía en el paraíso,
no sé qué hubiera dicho
tampoco hubiera dicho en el infierno,
para nada.
tenía diecisiete, dieciocho años,
era un pendejo,
uno cree que cuando tiene dieciocho es muy grande,
maduro,
que se la puede y, no sé,
dieciocho es peor que tener doce o nueve
porque eres grande,
cierto,
en algunas cosas, o tu cuerpo es grande,
pero en el fondo,
en el fondo,
eres más chico,
estás en la etapa más vulnerable de todas,
eres pura duda,
pura inseguridad,
puras ganas de ser otro
y a mí me tocó cambiar todo,

toda mi vida,
partir de cero antes de partir realmente,
antes de existir
pasé de estar a punto de ser alguien
a ser alguien que
siempre estuvo a punto.

en santiago vivía bien,
como que todo funcionaba,
existía,
tenía planes, ideas,
pensaba en el futuro,
me gustaba el futuro,
me tincaba,
así que sí:
supongo que no estaba mal,
estaba entusiasmado,
sí.
mi historia es la historia de muchos,
al menos es una historia,
por eso te la cuento:
para que quede,
para que haya valido la pena.
no, no soy el único, lo sé:
voy a coffee-shops,
al denny's, tomo buses,
somos muchos, sí,
debe haber mucha gente como yo,
hay mucha gente como yo,
gente que se equivocó,
que manejó mal su rabia y su energía,
tampoco soy el único

que ha cambiado de idioma,
de país, de cultura,
de estatus, de grupo,
todos los exiliados, refugiados,
todos los millones de inmigrantes.
igual es una historia algo particular:
no tuvimos que irnos,
quisimos,
quiso,
mi padre quiso,
no nos estaban persiguiendo,
no corríamos peligro de vida,
no nos estábamos muriendo de hambre,
no, no es que nos fuimos,
huimos,
nos fugamos.

mi historia no tiene que ver con querer irse
sino con caer,
con caer aquí,
en los estados unidos,
con llegar al otro paraíso y no entenderlo,
no procesar o procesarlo tarde,
no haber sido capaz de dominarlo,
aprovecharme de él,
sacarle ventaja.
los inmigrantes hablan del sueño americano,
a veces pienso que más que un mito,
una quimera o una mentira,
es una pesadilla,
una pesadilla de la cual
aún sigo intentando despertar.

todo es mi culpa, supongo,
no es de la bandera, no es de washington,
de johnson o nixon o de carter,
de mcnamara
del ejército, o la cia,
no es de este país que tiene cosas increíbles,
alucinantes,
y muchos sí cumplen el sueño,
lo obtienen pero tiene su costo,
pasando y pasando,
nada es gratis,
a cambio del sueño debes dejar mucho,
demasiado,
pero el país en sí tiene esta cosa,
esta cosa de que es tan,
tan grande,
tan grande y anónimo,
inabarcable y fragmentado,
que te puedes perder,
te puedes perder
y nadie te va a poder encontrar.

una casa con rejas

al principio, bien
no teníamos problemas,
íbamos a viña del mar a veranear,
íbamos al stadio italiano
todos los fines de semana,
ahí me hice de amigos,
era mi mundo el stadio,
teníamos una empleada
que vivía en esta casa de dos pisos,
nueva ñuñoa, se llamaba,
ahora creo que se llama república de israel
porque ese barrio era como un gueto,
un gueto adinerado,
el barrio o esas cuadras era de pura gente judía,
gente pudiente y ese era el círculo
por el cual circulaba tu padre y tu mamá.
nuestra casa es —*era*— la única casa
que tenía rejas en esa calle.
la casa era redonda, como un barco,
o un silo,
tenía un jardín, donde estaba el parrón, la uva,
todo esto detrás de estas rejas con lanzas filudas,
todo bajo siete llaves,
mi papá no quería
que nosotros saliéramos a la calle,
él la hizo instalar,
la casa la hizo construir a un arquitecto,
probablemente alguien de moda,

atrevido,
pero la concibió sin reja.
mi papá quiso una reja.
cuando los cabros del barrio
querían conversar con nosotros
lo hacían entre la reja,
mi mamá de vez en cuando nos daba permiso
y abría la puerta
porque estaba con llave,
ese es mi recuerdo: una prisión.
teníamos suficientes juguetes y cosas,
fue una infancia normal, supongo,
es la única que he tenido.
no tengo quejas, teníamos de todo,
más que el resto,
éramos más bien afortunados.
jaime, tu papá, era más viejo,
con él casi no jugábamos,
javier y yo, que somos casi de la misma edad,
estábamos presos.
nos echaban bromas los cabros del barrio,
nos decían los monos encerrados,
no sé por qué le gustaba tanto a mi papá la seguridad,
las otras casas no tenían reja
o sí la tenían, la nuestra era alta. la más alta,
eso es lo que recuerdo.
¿será verdad?

en el 58 empezaron las cosas a bajar,
a derrumbarse,
nos movimos al departamento ese
en el cuarto piso del edificio de arildo olmi,

ahí en diez de julio,
creo que fue en el año 59, 60, por ahí,
así que de cuarto a sexto de humanidades
viví en diez de julio
otro mundo al de ñuñoa,
otro planeta,
tampoco era tanta la distancia,
pero era otro universo,
ahí estaba el chile real,
no era un barrio aterrado del resto del país,
¿seguirá igual la calle diez de julio?
abandonamos la casa propia,
la única casa en que habíamos vivido,
uno se apega a la casa donde nació
pero para mí fue una liberación, creo,
mi mamá estaba haciendo otras cosas
para ayudar a mi papá,
entonces en vez de irnos a dejar al colegio
como cuando estábamos en ñuñoa,
tuvimos que movilizarnos solos,
eso nos liberó porque en la mañana
yo y javier tomábamos la micro,
caminábamos al san pedro nolasco,
era media hora de caminata
pero era muy entretenido,
nos veníamos en micro o caminábamos,
caminábamos por la calle lira hasta la alameda
y de ahí hasta el san pedro,
no era tanto y nos encontrábamos
con estudiantes de otras escuelas
que vivían por ahí
y después, todos los días, nos veíamos.
en chile nos encontrábamos
con gente en todas partes,

chile tiene esa cosa de pueblo,
de salida de misa,
uno saludaba gente en la fuente de soda la gallina,
en la calle merced,
en la bandera azul, en los gobelinos,
en el cine central,
en el windsor o en el rex,
en el cine santiago cuando íbamos a ver
películas mexicanas con mi mamá.
en los estados unidos no te topas
ni con amigos de desconocidos,
con nadie,
aquí, si no quieres existir, puedes.
el quedar sin amarras fue espectacular,
bajamos de nivel de vida,
de estatus, nos quedamos sin sirvientes,
pero me sentía libre,
seguí siendo buen alumno,
muy buen alumno.
teníamos un auto
que mi papá lo manejaba como taxi,
era un ford del 53,
con una cosa arriba que decía taxi en el techo,
mi mamá sacrificó muchas cosas por mí,
cuando empecé a ir al pedagógico,
me compraba los libros que eran caros,
yo le decía «mamá, voy a comprar libros usados»,
y ella no quería que su hijo leyera libros usados,
me preguntaba qué libros necesitaba
e íbamos a la librería del pedagógico.
ella se sacrificó mucho por comprarme
las cosas que necesitaba,
a ella le interesaba mucho la educación,
quizás porque ella nunca tuvo.

. . .

el departamento de diez de julio
estaba al frente de ricantén,
el distrito rojo,
donde estaban las casas de huifa,
de putas.
el departamento se lo pasaron a mi papá,
quizás gratis,
o por muy poco, como favor,
quizás porque les dábamos pena,
ricantén funcionaba las veinticuatro horas,
parece que en el día no tanto,
a veces nos veníamos del colegio,
subíamos al techo y ahí estaban,
en los otros techos, más bajos,
las chicas, desnudas, tomando sol,
nosotros veíamos desde el cuarto piso
a la chica del segundo piso,
nos saludábamos,
a veces mi mamá nos mandaba
a comprar leche a una panadería
donde ellas también iban a comprar,
nos saludaban,
nos decían hola,
nos decían que las fuéramos a ver,
que nos harían un descuento.

el único más artista del curso
era luis dimas,
a luis dimas lo íbamos a ver a la radio,

él no era muy estudioso,
luego se hizo muy famoso,
cantaba canciones en inglés que se aprendía
escuchando discos una y otra vez.
una vez conocí a un chileno en los cayos,
en florida,
que me dijo que luis dimas era una estrella,
salía en televisión,
llenaba estadios.
nosotros ya sabíamos que iba a triunfar,
que sería el famoso del curso.
el primer viernes de cada mes
teníamos que ir a misa,
aunque no eran tan exigentes
como los otros colegios,
había otros que eran peores,
teníamos que confesarnos.
no nos obligaban.
a veces inventaba pecados,
no me gustaba confesar los pecados
que tenían que ver con la carne,
con las poluciones y esas cosas privadas,
lo que hacía en el baño y en mi cama,
cuando era chiquito probablemente era creyente,
creo que sí,
mi mamá lo era, mi abuela materna,
que era campesina,
claramente lo era,
yo quizás creí, quizás me daba miedo no creer,
pero después,
después me di cuenta de que era un invento,
el opio del pueblo,
algo para mantener a la gente calmada,
en fila, no alterada,

pero siempre respeté,
nunca falté a las reglas, o a misa,
seguía confesándome y tomaba la comunión,
en conducta nunca le falté el respeto a nadie:
ni a mis padres
ni a los curas
o los profesores o vecinos,
a nadie.
tenía buenas notas en religión porque estudiaba,
era una de las materias que tenía que estudiar,
uno no puede andar criticando sin saber.
además, los cuentos de la biblia
eran buenas historias,
mucha aventura,
tragedias,
culpa.

universitario

yo tuve un mal año en la u,
el primer año,
el único que estuve en la universidad de chile.
fui el primero de los fuguet,
el primero de los garcía,
que entró en la universidad,
el primero,
pero no terminé, no continué,
no me titulé,
al final fuiste tú, alberto,
el primero de la estirpe
que fue y terminó la universidad.
yo no estudié ese año, lo confieso,
gocé la libertad,
me metí a la política,
mis notas fueron muy malas,
es una lástima eso,
me arrepiento porque si yo a lo mejor,
si yo hubiera tenido un mejor año,
quizás me hubiera quedado en chile.
para mí el shock fue tremendo, sí,
el salir del san pedro
y de las garras de mi papá,
tener completa libertad,
me dediqué a gozar de la vida,
no estudié,
probablemente si yo hubiera hecho un buen año,
quizás me hubiera quedado allá,

a lo mejor a mí me hubieran dado
una ayuda para cubrir algunos de mis gastos,
la universidad era gratis,
había gente que me dijo en la u
que yo tenía gran potencial
porque sin haber estudiado todo el año
saqué muchas cosas bien,
lo que me faltaba era disciplina,
había que leer los libros,
me dediqué a salir
y a la política.
empecé a ir a las reuniones de las juventudes,
en el san pedro no había organización política,
así que yo me mantenía al margen,
pero ya tenía mis ideas organizadas.
la mayoría eran lo que en ese tiempo
llamábamos reaccionarios,
esos eran mis amigos.
cuando entré a la u empecé a conocer gente distinta,
jugada,
llena de ideas, libres.
conocí gente con las mismas ideas políticas,
no usaba el pelo largo, no,
nadie lo usaba,
camisa y pantalones, bien planchados,
estuve yendo a reuniones
de las juventudes comunistas,
socialistas,
pero no llegué a firmar con ninguna,
me sentía más cercano a la juventud socialista,
lo que me atraía de las reuniones
de la jota es que estaban muy bien organizadas,
don luis corvalán lepe,
que era el secretario general,

iba a muchas de las reuniones
que se hacían en la sede del partido comunista,
en el centro,
ahí aprendí de las reuniones
porque habló él,
no me acuerdo del nombre de uno
de los primeros comunistas en chile,
pero el año 63 murió y le hicieron el velorio en la sede,
una reunión muy grande,
habló salvador allende,
al que le di la mano y le deseé suerte,
él me dijo suerte a ti también, muchacho.

mi hermano jaime se fue
a los estados unidos en el 58,
yo tenía trece años,
pero antes lo veíamos poco,
andaba en otros círculos,
teníamos seis años menos,
jaime ya tenía polola,
iba a las fiestas y se desaparecía,
nosotros para él éramos unos mocosos,
jaime era como una persona adulta para nosotros,
fue siempre bien cariñoso conmigo,
era más independiente,
en estados unidos se desarrolló,
se hizo hombre,
se liberó,
se dio cuenta de que no podía ser un hijo de su papá,
él ahora era un papá,
jaime siempre fue un buen trabajador,
una persona que trabajó duro,

esa es una de sus grandes cualidades que pudo
desarrollar en los estados unidos,
por eso, digamos, fue premiado,
pudo conseguir las cosas que todos quieren,
que quizás no hubiera conseguido en chile,
que yo nunca conseguí acá.

en ese tiempo no se sabía mucho de estados unidos,
o sea, sí, era el mito,
el paraíso lejano,
jaime me mandaba revistas de música, de cine, con elvis presley,
jaime me mandó una guitarra eléctrica, en una caja,
nunca aprendí a tocar guitarra,
soy más percusionista,
mandaba discos, revistas,
siempre mandaba paquetes,
si alguien venía,
siempre mandaba chicles, ropa, jeans.
yo leía de historia y geografía,
sabía de estados unidos, sabía la historia de ese país,
pero nunca me imaginé que iba a llegar a vivir allí,
nunca.
siempre me ha fascinado la historia,
yo quería ser profesor de historia y ahora aquí estoy,
contándote una historia.
mi papá quería que yo fuera abogado,

pasé todo ese diciembre del 61
hasta febrero del 62 estudiando,
íbamos a clases dos o tres días a la semana

para preparar el bachillerato,
en diciembre del 62 y hasta febrero del 63
preparándome para el bachillerato,
me gradué en diciembre del 62 de humanidades,
a fines de marzo del 63 entré al pedagógico,
tenía dieciocho años.
entré a historia en el pedagógico en macul,
quería estudiar historia,
me hubiera ido a concepción si me hubieran aceptado,
tampoco creo que me hubieran dejado,
no es tan fácil abandonar tu casa y tu ciudad
para irte a una pensión o algo:
yo creo que aquellos que lo hacen deben tener muchas ganas,
son muy valientes
o no se dan cuenta de que lo son porque
lo que quieren es huir
yo, no sé por qué, no quería huir,
quizás no estaba tan bien,
estaba quizás muy controlado,
pero la idea de ser independiente,
de vivir solo,
era algo impensado en el chile de esos años,
desde acá, uno se ríe:
un chico de dieciocho pidiendo permiso
o sintiéndose a merced de su padre,
así era antes,
así era.

yo empecé como oyente,
no quedé aceptado,
empecé a ir clases todos los días,
como al mes se produjo un cupo,

quedé,
alcancé a estar un año en la u,
no entré al segundo año
porque ya sabía que partía en mayo,
en enero ya sabíamos
que nos íbamos a estados unidos,
estaban en preparación los papeles.
ese año lo pasé bien,
sí, mucho,
fue el primer año que tuve libertad,
fue un gran año,
quizás mi año favorito.
mi padre nunca supo mis notas en el pedagógico,
él nunca me preguntó,
no quería que supiera,
quizás si hubiera tenido grandes notas
me hubiera atrevido a decirle que no,
que no me iba,
pero no pude,
culpa, supongo,
la culpa te cierra puertas,
yo no sabía si iba a poder
hacer el segundo año o no,
para mí era un cambio,
mi padre estaba asustado
de lo que yo estaba haciendo,
sabía que estaba metido en política,
para él ese era un camino peligroso,
venían las elecciones del 64,
sabía que yo estaba empezando a trabajar
por la campaña de allende,
que me iba a meter y estaba en lo cierto:
si hubiera estado en chile
me habría metido de frentón,

lo que no tenía nada de malo,
pero él vio también una posibilidad
de salvarme de la política.
personalmente creo que él tenía miedo de eso,
más que querer estar en la política por la política,
por el poder,
yo quería hacer cosas por la gente.
me lo dijo una vez mi mamá:
«si tú te hubieras quedado en chile
probablemente tú estarías muerto»,
por lo que pasó con el golpe,
con pinochet,
a lo mejor no,
quizás sí,
uno nunca sabe,
esa es la idea que tenía ella,
yo no creo,
no creo que me hubiera transformado
en militante o guerrillero
pero también es cierto que nunca esperé
que me pasará lo que me pasó,
que me transformara
en quien me transformé.

nunca fui a una fiesta en el colegio,
nunca,
no, no nos dejaban ir a nosotros,
nada, nunca,
mi papá nunca nos dejaba ir,
yo creo que tenía hambre de fiestas,
de trago, no sé,
tenía dieciocho pero en muchas cosas tenía doce.

salí del colegio
sin saber del mundo femenino,
nada,
totalmente virgen,
más que virgen,
cero relación con mi cuerpo, casi nada,
no había pornografía,
no sabía nada o casi nada,
no sabría cómo,
mi padre nunca me enseñó,
mejor, no me imagino la escena,
igual pudo haberse preocupado,
pero los temas que a él no le interesaban
desaparecían,
punto,
dejaban de existir,
se esfumaban,
al menos eso creía
porque no se iban,
se quedaban, se acumulaban,
de todos modos uno aprende de la vida,
de las mujeres, de la reproducción,
uno aprende lo que aprende afuera,
aprende mal pero aprende.

cuando entré al pedagógico
la mala situación económica en que estábamos
jugó a mi favor.
él no tenía tiempo para ser carcelero,
no tenía tiempo para meterse conmigo,
estaba manejando catorce o quince horas diarias,
salía temprano y llegaba tarde en la noche,

en la univeridad me encontré con las mujeres,
mis compañeras de curso,
estaban mucho más desarrolladas que yo,
yo era un pollito,
un niñito,
así que no me sentía cómodo,
les tenía pánico,
entonces empecé a asistir a reuniones políticas,
empecé a salir,
iba mucho, en las tardes,
al parque forestal
o al cerro santa lucía,
llevaba mis libros para estudiar,
iba al parque, me sentaba a leer,
ahí, en el cerro santa lucía,
en las tardes,
muchas de las empleadas sacaban a pasear a los niños,
conocí a algunas muchachas,
lo que llaman en chile de las clases inferiores,
chinas, según mi hermano javier.
con una de ellas tuve algo,
un lazo,
me gustaba que alguien se fijara en mí,
la idea que yo le pudiera atraer a alguien
me parecía alucinante.
eloísa,
con ella me acosté,
en la cama de ella,
en el departamento que limpiaba,
pero fue más cariño,
no hubo, digamos.
me dio nervios, o, no sé,
un sentimiento de intranquilidad,
de sentir que algo no era correcto,

que quizás estaba abusando de ella
por ser yo alguien de medios que tenía más
y no, no se consumó.
lo hicimos varias veces,
acostarnos, con poca ropa
o cero ropa,
ella me tocaba,
nos besábamos,
ella nunca quiso lamerme allá abajo
y no me dejó que yo se lo hiciera a ella,
pero sí nos acariciamos mucho
con los dedos,
se puede hacer mucho con los dedos y la lengua
y ella me masturbaba con crema lechuga,
escuchando radio,
casi como si estuviera cocinando,
pelando alguna verdura,
con delicadeza,
luego me limpiaba con cuidado,
con ternura.
nos veíamos dos o tres veces a la semana,
hasta que le dije que me venía a estados unidos,
ella me dio su dirección,
le dije que le escribiría,
ella no sabía leer
pero le dije que lo haría,
pero nunca lo hice,
nunca le envié siquiera una postal,
no estaba ni enamorado ni nada,
técnicamente seguía virgen pero
ya estaba en estados unidos,
ya estaba lejos,
ya tenía una nueva vida.

la huida

mi papá nos dijo que nos íbamos,
y bueno, yo ya conocía bien a mi papá,
a él no se le puede discutir,
era pérdida de tiempo,
no valía la pena,
no le di ningún pensamiento,
si tengo que ir, voy,
me acomodaré a la situación, pensé.

un día en la mesa mi padre anunció
que nos íbamos a ir a los estados unidos,
a los ángeles,
donde estaba tu papá y al menos dos primas,
la lily y la queta,
primas-primas, hijas de la hermana de mi padre,
la tía maría,
que él luego odió, se peleó a muerte,
mi padre odiaba a todo el mundo,
dios, qué hombre.

el plan era que javier y yo nos vendríamos primero
para juntar dinero,
asentarnos y buscar un departamento,
preparar el terreno para que ellos,

mi padre y mi madre,
pudieran llegar de una manera más cómoda,
mi padre nos dijo que era la única oportunidad de salvarnos,
que no teníamos otra.
yo creo que estaba desesperado,
estaba muy cansado,
trabajaba decenas de horas como taxista,
a veces llegaba con plata,
otra veces pasaba todo el día en la calle
y llegaba con nada,
ya no era un tipo joven:
tenía cincuenta y tres años, por ahí,
porque era del año 1911,
yo creo que, más que nada, lo que más le dolía,
lo que no toleraba,
era la vergüenza:
no se sentía taxista,
sentía que eso estaba por debajo de él y de la familia,
que era algo indigno,
vivía aterrado de que lo vieran,
santiago tampoco era la ciudad más grande del mundo,
uno de los momentos que quizás marcó
nuestro destino fue la vez
que se subió al taxi tu tía chilita:
silvia valdovinos,
parece que estaba detenido
y ella se subió y mi papá no se dio cuenta.
todo fue muy tenso,
él trató de hacerse el desentendido,
tu tía, con todo derecho,
empezó a preguntarle por mi mamá, por tu papá,
capaz que hasta habló de ti,
de lo amoroso que eras,
creo que, por algo que una vez conversé con tu mamá,

el punto de quiebre
fue cuando llegaron al hospital salvador,
donde tu tía era arsenalera,
ella quiso pagar,
parece que él se negó y ella quiso, no sé,
creo que lo dijo:
no me insulte, señora.
después supimos que silvia valdovinos
se transformó en persona non-grata.
años después vino de visita a california,
ellos no la fueron a ver,
creo que una vez se toparon con ella
y no la saludaron,
la ignoraban.

yo era como un zombie,
me daba lo mismo lo que ellos hicieran conmigo,
no participé en los trámites
porque no tenía nada que ver,
no me preguntaron,
sólo esperé,
esperé la partida,
no podía hacer ninguna otra cosa,
no podía agarrar ningún trabajo,
estaba en el purgatorio,
una pierna aquí y la otra allá.
mi papá nunca nos preguntó
o lo conversó con nosotros,
era una persona autoritaria, egoísta,
el que se quería salvar era él,
huir de la vergüenza.
«carlos, ustedes se van a usa, se arriendan una casa,

tres o cuatro meses,
cuando esté todo listo nos vamos nosotros».
salimos el 6 o 7 de mayo del 64,
ellos llegarían en julio o agosto,
si yo ya estaba trabajando.
javier y yo volamos en apsa,
aerolíneas peruanas,
hasta méxico df y de ahí a los ángeles,
aterrizamos.
había niebla, me acuerdo,
me acuerdo que pensé que estábamo en santiago.
luego olí el mar.

america the beautiful

a jaime, mi hermano, se le ocurrió que
por qué no buscábamos un trabajo para mí
en hoteles,
que quizás en ese medio
podría haber pega para mí.
jaime vivía cerca del aeropuerto,
en inglewood,
cerca de un donut gigante,
jaime trabajaba en el aeropuerto,
limpiando aviones para la air france y la uta,
una línea que viajaba a tahití y el pacífico.
me contó que recién
se había inaugurado un hotel,
a pasos del aeropuerto,
en century con sepúlveda,
el internacional hotel,
llevaba como dos meses abierto,
así que como al tercer día,
luego de hacer los paseos de rigor por la ciudad,
jaime me llevó una mañana al coffeshop del hotel
a tomar café y ahí le preguntó a una de las meseras
«do you have an application»,
mi inglés era nulo,
admiraba a mi hermano por saber tanto,
por manejar un auto,
por manejarse en una ciudad tan grande,
la mesera le dice que sí,
que necesitan gente,

los estados unidos era un país
que iba para arriba en ese entonces,
todo sobraba,
había de todo,
entonces ella trajo una solicitud, la llené o traté,
lo que no entendía, jaime me ayudó,
se la doy a la mesera, la mesera se la lleva,
tomo un poco más de café,
después viene un señor de terno y corbata,
que era el manager del coffeshop,
me dice «are you carlos?»,
nos sentamos en otra mesa,
me habla en español,
un español como de centroamericano
pero con acento,
y le digo que recién he llegado de chile,
le muestro mis papeles,
era legal, habíamos ingresado no sólo con visa
sino con tarjeta verde,
con residencia legal,
eran otros tiempos, otros,
parece que había cuotas para cada país,
no sé,
los trámites los hicimos en santiago,
en el consulado del parque forestal,
jaime, desde california, nos ayudó,
se transformó en nuestro aval, nuestro sponsor.
el tipo del hotel me entrevista,
me pregunta cosas y anota,
le cuento que necesito trabajar,
me dice que mi inglés no está malo
para tener sólo cinco o seis días en el país,
me dice que se llama joseph morganstern,
me acuerdo,

un judío que había manejado un restorán en miami,
y había vivido en panamá, algo con el canal,
y en guatemala,
yo creo que era de la cia porque un día me dijo
«allende no va a ganar y si gana,
nunca lo dejaremos salirse con la suya»,
yo decidí callar,
no meterme.
morganstern era bajo,
más bajo que yo,
redondito,
se parecía a esos quesos frescos de chile,
me acuerdo que me dice
«la manera de empezar, chico, es de abajo;
lo bueno de partir de abajo es que sólo puedes subir:
si quieres empezar a trabajar aquí,
tienes que estar mañana a las seis de la mañana,
te paso un uniforme,
a ver si te gusta y a ver si eres bueno».
yo no me afeitaba mucho
porque no me salía casi nada,
pero me dijo:
«si eres puntual, llegarás lejos in this country,
se nota que a pesar de que vienes de un país pobre
eres educado,
tienes buenas maneras;
nos vemos mañana a las 6 am».
de ahí nos fuimos a comprar una bicicleta,
jaime me había dicho que no podía irme a dejar
porque trabajaba toda la noche,
y a la hora que yo entraba,
él todavía estaba trabajando,
llegaba a las siete de la mañana y yo entraba a las seis.
jaime compró un auto del 51, un plymouth, para el papá,

y lo manejaba él mientras tanto.
yo no tenía licencia ni sabía manejar,
qué iba a saber manejar,
compramos la bicicleta, usada,
en un garaje sale,
jaime, después, me mostró el camino para llegar,
eran unas cuatro a cinco millas,
recto.

la primera mañana me levanté
como a las cuatro y media,
salí un cuarto para las cinco,
llegué al hotel como a las cinco y media,
hacía frío, estaba la niebla del mar,
lo que me alegró porque no transpiré,
no hacía nada de calor,
cuando llegué todavía no estaba el manager,
me dijeron que no había llegado,
que lo esperara.
cuando llegó, morganstern me hizo pasar
a la oficina de personal,
le llevé todos los papeles,
llené otros,
me condujo hacia el subterráneo,
donde estaban los uniformes,
me presentó a un muchacho cubano, omar,
que había estado en el hotel desde su inauguración,
no era muy brillante,
de inmediato me vio como competencia o
enemigo porque me dijo:
«si crees que voy a ser tu traductor,
estás equivocado, chico».

. . .

empecé como busboy,
que es el que limpia la mesa,
coloca los cubiertos, trae el agua con hielo:
es el que prepara la mesa para que la waitress,
la camarera, digamos,
pueda atender,
luego tiene que estar atento para limpiar el desastre
y tener la mesa lista, limpia,
para que llegue otro cliente,
me pagaban un dólar 25 la hora,
que era el sueldo mínimo, más las propinas,
este era el año 64,
todos los días las propinas,
sumaban 25 a 30 dólares,
a veces más,
le ayudaba harto a las muchachas,
omar, el cubano, era flojo,
entonces pensé que si yo las ayudaba más,
ellas me iban a dar más dinero,
después aprendí cómo servir café,
cuando el sitio estaba muy colapsado
yo servía el café,
partía los apple pie,
les hablaba en inglés,
les decía a ellas:
«no me hablen en español, quiero aprender el idioma»
el cubano siempre decía que le hablara en español
porque no sabía inglés,
«no entiendo» y «no me interesa», decía,
aunque entendía todo,
omar odiaba california,

odiaba los ángeles,
odiaba usa,
su familia se vino de miami
porque había muchos cubanos allá
y costaba conseguir trabajo,
él me decía que esto era temporal,
que castro caería pronto,
que el otro año, la otra navidad,
ellos estarían de vuelta en la habana.
¿yo cuándo estaría de vuelta en santiago?

los primeros meses fueron duros,
a veces pienso en ellos y
se me aprieta el estómago,
me llego a sentir mal físicamente
del puro recuerdo,
a veces siento que
vuelvo a tener diecinueve años
y me da pánico,
ojalá nunca —nunca— si hay otra vida
vuelva a tener diecinueve años y sentir
las cosas que sentí estando tan, tan lejos.
creo que nunca,
nunca
me he sentido peor,
he sufrido más,
he sentido que la carne se me abre de dolor,
que durante algunos momentos,
que durante algunos bajones,
que sufrí en los ángeles.
es cierto que no sucedían siempre
pero a veces estaba tan mal que no podía

o no quería seguir,
había momentos buenos, sí,
normales,
cosas mínimas que me sacaban de eso,
que me apretaban el pecho,
que me llenaban de lágrimas los ojos
cuando olía algo que me recordaba santiago,
supongo que fue parte de
hacerse hombre
o de romper con chile,
no sé,
o con el pasado,
no lo tengo claro,
sólo sé que durante esos meses
fue como si hubiera estado solo,
algo que es más o menos cierto,
estaba en un país ajeno
donde no conocía
el idioma,
no aún,
balbuceos,
no conocía a nadie realmente,
nadie me conocía,
o le importaba,
era invisible.
tenía un trabajo que me estaba dando algo de dinero
era digno pero que sabía que no era lo mío.
tenía a mis hermanos,
es cierto,
a jaime, el mayor,
pero él tenía su mundo,
su hijo,
tú,
y su mujer,

además tampoco podía hablarle de ciertas cosas
no es que no pudiera o tuviera secretos
pero una de las cosas que he aprendido
y que no he logrado tener hasta ahora
es una cierta intimidad,
una cierta posibilidad de comunicación,
de conexión con otra persona,
que supera la física o la de los chistes
o la de compartir información o
hablar de política o del tiempo,
o de deportes,
es estar tranquilo,
sentirse acompañado,
en complicidad,
no estar pendiente, alerta, actuando,
no sentirse solo aunque haya otra persona
en la pieza, en el auto,
en la mesa,
en la cama.
con mi hermano menor tampoco
existía eso,
por lo que antes y después que llegaran mis padres,
estando en el departamento o
en el hotel
o andando en bus o caminando por
las veredas vacías,
a veces me llegaba la angustia,
a veces todo se me nublaba,
a veces vomitaba,
a veces me pegaba la cabeza contra la pared
de mi pieza
para ver si podía pensar en otra cosa.
no era exactamente chile
y sí lo era.

quizás era muy chico y no sabía lo
que me angustiaba,
quizás era simplmente no tener con quien hablar,
no tener a quien tocar,
aunque nunca había tenido a alguien a quien tocar,
pero ya entendía que tocándome
no me servía de mucho,
el alivio duraba nada y la culpa o el asco
o la pena llegaba de inmediato
y no se iba.
no tenía alivio.
no tenía televisor,
sólo una radio
y libros en inglés que no entendía
y que tampoco quería leer.
no quería hacer nada,
nada excepto trabajar en el hotel
y dormir.
empecé a odiar a omar,
el cubano,
por no ser mi amigo,
por no querer ser mi amigo,
por no presentarme a sus amigas latinas,
por no invitarme a hacer cosas.
era una sensación paralizante,
paralizante y que te llena de odio,
odio hacia ti,
saber que no eres capaz de obtener
lo que los otros tienen:
amigos, risas,
una chica que te quiere,
padres, un hobby,
un cuerpo, algo.
nada,

nada,
yo no tenía nada
y no me gustaba
y las cosas se veían gris.
¿para qué todo esto?
¿por qué sufrir tanto?
a veces me daba risa,
hablaba solo camino al hotel
y trataba de explicar qué hacía acá
en california
y todos, estos amigos imaginarios,
me decían:
regrésate, punto, con eso se acaba todo,
toda tu angustia,
vuélvete,
pero no podía,
no sabía cómo,
no era sólo el dinero,
que no tenía,
pero sentía que chile lo habían quemado,
se había hundido,
que ya no podía regresar,
que ese mundo,
mi mundo, se había terminado
para siempre.
en chile tenía cosas,
tenía la universidad,
la política,
me sentía parte de algo,
en elei no me sentía parte de nada,
no me sentía parte de mí.

me acuerdo perfecto de una vez
que...
esto no lo he contado nunca,
no se lo he contado a nadie...
nunca se ha dado la ocasión,
tampoco creo que hay mucho que contar
pero quiero contártelo,
quiero recordar lo que pasó ese día:
me fui a santa mónica,
a la playa,
en bicicleta,
por la lincoln,
desde el hotel,
me demoré, no sé, más de una hora.
en bicicleta,
me fui pedaleando hasta
el muelle de pacific ocean park,
que había sido un gran parque
de atracciones a orillas del mar,
me recordaba en algo a
viña, a cartagena,
pero ya no era lo que era,
estaba en decadencia, se notaba,
y estaba lleno de marineros.
amarré mi bicicleta a la entrada,
todo el parque tenía una onda marina,
neptuno y caballos de mar y sirenas,
todo olía a algodón de azúcar
y me dieron unas ganas tremendas
de comer cuchuflíes
y tomar una nobis,
comerme un completo,
no un hot dog seco y sin nada.
tenía dinero en el bolsillo

y compré mi entrada,
ingresé solo al parque
y eso quizás fue peor,
mucho peor,
porque estaba lleno de tipos con sus chicas,
parejas besándose,
todos felices,
me fui al final del muelle
y pensaba: el pacífico,
éste es el pacífico,
el mismo mar de chile,
y empecé a llorar,
a llorar de tan adentro
que me retorcía,
caí al suelo,
lloraba sin poder respirar,
sentía que me iba a dar un ataque,
o estaba con un ataque,
ahí, al final del muelle,
mirando el mar abajo,
un tipo, un marinero,
de uniforme, me dijo:
«you're not going to kill yourself, bud, are you?».
no le entendí del todo,
capté que pensaba que me iba a matar,
que iba a saltar del muelle,
lo que no era verdad,
o no era verdad en ese momento,
aunque ya estaba pensando cómo hacerlo,
dónde,
cuándo,
pero no lo iba a hacer ahí,
quizás en el hotel,
desde el techo,

o encerrándome toda la noche
en el freezer del subterráneo,
ideas que me rondaban,
un día me robé un cuchillo filudo para cortar
pero luego lo devolví,
todas estas cosas pasaban por mi mente
y no tenía con quién hablarlas,
y este marinero,
este tipo,
este tipo que habrá tenido unos veinticuatro años,
lo sentía mayor,
un adulto,
medio rubio pero quemado por el sol,
pecoso,
me colocó su mano en mi espalda,
y entonces hizo algo raro:
comenzó a acariciarme, a tocarme el pelo,
a sobarme y apretarme los hombros,
seguí llorando,
quizás por diez minutos,
pero el llanto ahora venía de otra parte,
él me decía:
«just cry, kid, let it all out».
estaba oscureciéndose,
el viento estaba helado, fuerte,
el mar negro, bravo,
y escuchaba la musiquita del parque,
los gritos de alegría de la montaña rusa,
la melodía del carrousel.
«tim, i'm tim»,
creo que me dijo,
no sé,
todo es borroso,
pero me sonrió

y me ofreció un cigarrillo,
lo acepté,
aunque no fumaba
empecé a fumar
y a toser y él se rió.
«where are you from», me dijo,
le dije chile.
«chile, that's far, i guess;
where's that?».
faraway, le dije, esa palabra la conocía,
south america,
«you seem homesick», me dijo,
pero no entendí,
no entendía nada,
pero entendí,
home era casa, sick era enfermo,
enfermo de casa,
este tipo estaba siendo bueno conmigo,
este tipo parecía simpático,
este tipo era un marinero del navy,
quizás entendía lo que era estar lejos.
nos subimos a la montaña rusa
y gritamos y nos reímos,
me dio terror y vértigo,
y de bajada,
a mil kilómetros por hora,
me agarró el muslo,
no dije nada,
quizás era para sujetarse,
el tipo sonreía y se veía normal,
sano, bueno,
totalmente normal,
hablamos de cosas,
él habló

de música, creo,
y de hawaii y alaska y de portland,
de las filipinas y de guam,
lugares que no conocía,
y yo me lancé a hablarle un rato
en castellano,
a contarle cosas mías,
lo que sentía, en castellano.
terminamos en un bar,
por venice,
donde venice se transforma en santa mónica,
un sitio lleno de gente que dormía en las calles
de alcohólicos,
un sitio dejado de la mano de dios,
y en ese bar hablé,
hablé dos horas,
quizás más,
y él me escuchó,
hablé y hablé,
a veces los ojos se me llenaban de lágrimas
y él me daba vasos de bourbon,
four roses, creo,
y me empecé
a emborrachar rápido
pero seguí hablando
y él siguió escuchándome como si
entendiera cada palabra,
luego estábamos en una pieza
quizás su pieza,
quizás no,
de un hotel barato,
desvencijado,
una ventana con balcón
de fierro para escapar

de un incendio
y un baño sin puerta
y una cama y los dos ahí,
yo contándole cosas,
tim me decía «yeah, i know»,
«don't worry»,
«you just need time»,
y me besó en la oreja,
en el cuello,
con cariño, con ternura,
no entendía nada,
claramente estaba mareado,
pero no tanto,
no quería estar ahí,
no quería irme,
quién era este tipo,
qué mierda hacía ahí,
cómo acepté subir,
en qué estaba pensando.
estaba aterrado
pero más que nada cansado
y se sentía bien,
me sentía bien,
quería que me tocaran,
que alguien me tocara,
me sonriera,
y me sacó la ropa,
toda,
y no me dio vergüenza,
al revés,
creo que me quedé dormido
o quise dormirme
o no quise saber
o quise pero me daba miedo saber,

metió mi pene en su boca,
algo que nadie había hecho,
y, no sé, me pareció algo
que sólo alguien que quería a otro haría
y lo dejé y me gustó y
luego me puse a llorar de nervios
y de pánico cuando acabé en su boca,
pensé que se iba a enojar
pero me abrazó y siguió acariciándome,
no sabía qué decir
y no quería que me hiciera nada más,
así que lo besé,
y él me besó y su barba raspaba,
vi que tenía tatuajes
en los brazos,
y su olor era a cigarrillos y a esa colonia brut
que yo también usaba.
luego me quedé dormido,
desperté tarde,
pasada la medianoche,
no estaba,
sólo había una caja de fósforos
de un bar de san diego
y un billete de veinte dólares
que me guardé en mi pantalón.
volví al parque de atracciones,
ya estaba cerrado,
un tipo me ofreció drogas,
le dije que no,
lloviznaba.
mi bicicleta seguía ahí.
me fui en mi bicicleta de vuelta
a mi departamento,
donde dormía mi hermano javier,

aunque me sentía raro
no me sentía asqueado,
no me sentía mal,
alguien, él, tim
evitó que algo fuerte pasara
y me acuerdo que la llovizna en la cara
se sentía bien
y a medida que avanzaba,
el dolor de cabeza empezó a desvanecerse,
tal como mis ideas de matarme,
y esa noche dormí horas y horas
y no pude sacarme su olor extraño,
personal,
tenía el libre, off,
no hice más que dormir,
cuando desperté estaba atardeciendo
y me fui a una lavandería a lavar toda mi ropa,
al lado vendían ropa barata,
con ese dinero de tim
me compré mi primer jean,
un jean levi's,
y un par de botas vaqueras
que me hacían ver más alto.

mi primer auto

sin darme cuenta,
sin que ocurriera nada especial,
ningún evento clave,
chile rápidamente empezó a no ser tema,
lo que yo no entendía lo preguntaba:
en el international hotel
había un cocinero mexicano, enrique,
buena onda, buen chato,
le preguntaba qué era lo que me decían,
y éste me decía:
«te están pidiendo eso...».
entonces les ayudaba,
a los tres o cuatro meses que estaba allí,
este manager me llama y me dice que acaban de terminar
los noventa días de aprobación,
que lo estoy haciendo muy bien,
que todos hablan bien de mí,
pero que no debería usar mis botas.
entonces me dijo:
«te voy a nombrar jefe de los busboys,
te voy a subir cincuenta centavos más la hora,
a uno setenta y cinco,
te vas encargar que tus chicos cumplan
y se luzcan...».
«... welcome to the hospitality industry...».
yo no entendí,
entendí que me decía
que debía trabajar en un hospital,

algo así,

pero parece que vio mi cara porque entendió y me dijo:

«el mundo de los restoranes, de los hoteles,

donde el cliente paga por dormir, comer, pasarlo bien.

donde es clave ser *hospitable...*

ser buen anfitrión...».

es curioso: a partir de ahí,

casi siempre he estado ligado

a la *hospitality industry.*

tipo octubre del 64 yo ya tenía el auto,

los papás llegaron por agosto,

unos meses después que nosotros,

aprendí a manejar

y ya tenía un amigo americano,

que también era un busboy

y estaba en la high school,

vivía cerca, por hawthorne;

era más joven que yo, como un año,

se llamaba william.

billy fue el primer amigo americano que tuve,

nunca había tenido un amigo como billy,

porque en chile eran más compañeros de curso

y un compañero de curso

no es necesariamente un amigo.

nos veíamos fuera de clases y no para estudiar

sino porque queríamos estar juntos,

hacer cosas together:

fumar, escuchar música,

ir al cine,

conversar,

con billy se podía conversar,

conversar por horas de nada
y sentirse después lleno.
aunque yo tuviera acento,
conversaba de vuelta,
le contaba cosas,
es importante tener a alguien
con quien conversar
cosas sin importancia.
caminábamos también,
en silencio,
por horas.
creo que billy, william jenkins,
me salvó la vida,
me sacó de dentro de mí,
me hizo sentir parte de un mundo externo
porque yo ya no podía seguir así,
muerto en vida,
llorando,
vomitando en los baños
del international hotel.
con billy vimos, me acuerdo, *a hard day's night*
en pleno hollywood boulevard
y *viva las vegas* con elvis,
ésta la vimos en un drive-in por culver city,
me acuerdo que me pareció una experiencia alucinante,
algo que nunca había visto ni experimentado,
cientos y cientos de autos
con jóvenes besándose o fumando,
haciendo quién sabe qué,
no podía creer que todo eso fuera legal,
común,
normal.
billy era pecoso y fumaba sin parar,
usaba botas de vaquero,

quizás esos meses de amistad intensa con billy
me enredaron las cosas:
rápidamente me empezó a gustar california,
los estados unidos,
el dinero,
la libertad,
eso de que no me podían controlar.
ya me estaba acercando a los veinte,
pero para mi padre yo tenía catorce,
quizás me engaño pero a veces creo
que en santiago me hubiera costado
mucho más escaparme.
ese año, ese fall,
ese otoño del 64,
que fue cuando tú también llegaste,
la pasé bien, me sentí entero, no sé,
completo, a cargo, en acción,
moviéndome,
me sentí libre y joven,
me pareció divertido ser joven y
no pensar en política o en injusticias,
con william jameson
empezamos a juntarnos mucho,
a salir juntos los fines de semana,
después del trabajo,
veíamos televisión juntos en su casa,
él tenía un chevrolet y salíamos,
salíamos a andar,
a venice, a la playa,
empecé a ir a fiestas,
empecé a conocer gente americana,
chicas americanas.
en la casa de billy me aceptaron muy bien,
los papás tenían una casa bonita,

ahí empecé a hacer una vida americana,
comía cosas americanas,
macaroni and cheese,
pizza,
meatloaf.
un día le dije que no sabía manejar,
pero que estaba juntando plata
para comprarme un auto.
fuck, yo te enseño, me dijo.
empezamos a salir en las tardes,
salíamos del trabajo y nos íbamos al hollywood park,
donde hacen las carreras de caballos,
los días de semana el estacionamiento quedaba vacío,
también íbamos al forum,
ahí en la calle manchester
billy me enseñó a manejar
y escuchábamos radio en el auto,
música que nunca había escuchado:
i get around de los beach boys
no paraba de sonar,
ni *dancing in the streets* de martha and the vandellas,
los beatles, no paraban de tocar los beatles.
como a los diez días día me dijo:
«ya estás listo; sale del estacionamiento».
me puse a manejar, por la calle,
millas y millas,
terminamos en long beach, en un bar.

billy me prestó su auto
para el examen y lo pasé,
ninguna falta.
la driver's license me llegó por correo,

al departamento.
un día llegué a mi casa y mi padre
estaba verde, pálido,
desencajado.
mi licencia de conducir estaba en la mesa,
mi padre me dijo, seco, qué es esto, carlos patricio,
cuando me decía carlos patricio era porque estaba indignado,
asqueado, rojo,
cuando me decía carlos
es que simplemente estaba enojado,
esa tarde me dijo: carlos patricio,
qué signfica esto, insistió,
me voy a comprar un auto,
tú no necesitas un auto,
todos necesitan un auto en los ángeles, le dije,
tú no, no necesitas ir a ninguna parte,
aquí está tu familia,
quiero otras cosas que mi familia, le dije.
ah, esos amigos gringos tuyos, me dijo,
te van a arruinar,
puede ser, le dije,
pero me lo voy a comprar igual,
es mi dinero,
ya tengo veinte, y me fui de la casa, enojado,
esperé un bus,
me fui hasta la casa de billy,
donde los padres estaban a punto de comer,
ojalá mi familia no fuera mi familia
sino la familia de billy, pensé.

nunca escuché a mi papá decir
que se arrepintió de haberse venido,

de haber emigrado,
ni siquera cuando llegó mi carta.
ni siquiera cuando llegó la carta para mi hermano.
una vez que pasó su período de adaptación,
y empezó a trabajar con arístides olmi,
mi padre se sintió importante,
validado,
como cuando vivía en chile.
mi papá lavó platos como por seis meses,
tampoco tanto,
la verdad es que partió bien arriba,
tuvo suerte o quizás fue su aspecto:
era blanco, pálido,
no tenía el aspecto del mexicano típico,
o de lo que la gente cree que es un latino,
y él dejaba claro que no lo era,
a pesar de que ellos sabían mucho más inglés que él,
pero aprendió rápido,
hay que reconocerle eso,
no era un lector
pero leía *the reader's digest* para aprender,
subrayaba las palabras que no entendía,
las buscaba en un diccionario
y luego anotaba la palabra en un cuaderno,
con lápiz rojo,
con otro lápiz, un lápiz verde,
anotaba la traducción
y con otro lápiz, color azul, creo,
los sinónimos en inglés o la explicación,
los mexicanos de la cocina,
y luego los de la fábrica textil,
notaron que él no era uno de ellos,
y en vez de odiarlo
pasó algo curioso:

lo trataron con respeto
porque veían que era
un hombre de más educación,
lo que no era tan cierto,
mi padre ni terminó humanidades,
entró a trabajar joven
en la fábrica de su cuñado italiano
pero sabía leer y escribir
y era un tipo fino, sin duda,
pero educado-educado no era,
no poseía título alguno,
aunque todos alababan su orden y su caligrafía.
después de su período de adaptación, digamos,
cuando mi padre entró a trabajar con arístides
fue como si hubiera regresado en el tiempo:
no sólo a chile sino diez o quince años hacia atrás,
a la época de su cuñado,
del tío arildo olmi,
del padre de arístides.
mi padre pasó a ser
la mano derecha del hijo:
de arístides olmi.
el rol de vigilar y dirigir el personal
y llevar la contabilidad
se lo dieron a mi padre,
al «tío jaime»,
la fábrica téxtil de arístides
fue algo que funcionó muy bien:
dio dinero y empleo,
creo que duró bien por veinte años,
después creo que la cosa empezó a ir mal
con las importaciones de asia,
pero yo ya no estaba ligado a ese mundo,
ni a la familia.

the latin girl-next-door

en un principio vivíamos los cuatro juntos,
era un departamento de dos dormitorios,
el papá y la mamá en uno,
javier y yo en otro,
era el típico edificio de los ángeles:
de dos pisos, con cuatro o seis units,
y palmeras en el jardín.
javier iba al high school, cerca,
pero ya el 65, en junio, se graduó,
así que ese otoño
supongo que ya estaba trabajando
en dos cosas, creo
quizás lavando platos
y en la fábrica de arístides, supongo,
pero ese año pasó algo no menor,
algo que lo alteró todo,
algo que me marcó, creo,
para siempre, pues,
no sé,
fue como de pronto,
sin que lo planeara,
sin que se anunciara,
el poder en el departamento cambió,
cambió para siempre.
de pasar a ser el mayor,
el que más sabía inglés,
el que conocía más la ciudad,
el que ganaba más,

el lazo de mi casa con el mundo.
un día llego a cenar y todo había cambiado,
mis bonos colapsaron,
nunca fui capaz de volver a tenerlos altos,
nunca.
un día llego a cenar,
después de estar
en un parque fumando marihuana
que compramos en los callejones de venice,
y está ella: toda perfecta en su no-belleza,
en su latin girl-next-door,
en su faceta de nuera del siglo,
sin erotismo,
sin maldad,
sin perversión,
pura pureza,
pura gentileza,
pura chica buena y huérfana,
buscando un papá, un hermano, una casa,
la vi y supe:
no por ella, porque ella un poco no existía,
o existió después, años después,
cuando se fue desarrollando
y sacó la voz dos décadas después
cuando se escapó,
se separó de mi hermano,
yo ya no estaba in the picture.
lo supe al ver la cara de felicidad,
de orgullo,
de tranquilidad de mi padre:
javier ya tenía una girlfriend
de inmediato,
desde ese día,
ese minuto,

pasó a ser de la casa,
pasó a ser su mujer,
parte esencial de la dinámica,
de una dinámica a la cual
yo no podía ya ingresar.
es como ese dicho:
fui a melipilla y literalmente perdí la silla.
ni supe cómo sucedió,
me pilló desprevenido,
sin aviso pero ya era muy tarde
y no había nada que hacer
porque tampoco ella era el demonio,
no tenía un pelo de maldad,
simplemente se equivocó
y cayó en nuestras redes.
se llamaba vickie,
se llama, digo,
porque vive,
tiene una vida nueva, lejos.
la conoció en el high school,
su nombe real era victoria gallardo
pero era vickie, no más,
vickie,
algo hablaba castellano,
en realidad lo hablaba pésimo,
decía *sí* y *muchas gracias*
señora raquel a mi mamá
y *don jaime* a mi papá.
su madre era muy gorda,
mexicana de sonora,
y no tenía marido,
el marido la dejó,
el padre de la vickie sólo apareció
para el matrimonio de ellos,

años después.
el padre de la vickie era chicano,
nacido en los estados unidos:
era de el centro, un pueblo del imperial valley,
era medio vaquero,
no hablaba español bien,
trabajaba en los pozos petroleros de oklahoma.
la vickie parecía una integrante de las supremes,
pero en blanca,
usaba minifaldas y botas,
el pelo inmenso, inflado,
pero era buena chica,
quizás demasiado,
al parecer no estaba interesada en salir a bailar
o experimentar con drogas
o ir a los miradores
o al drive-in para hacer cosas con mi hermano,
o quizás sí pero mi hermano
como que se transformó en mormón.
a pesar de ser una gran chica
y ser cariñosa y gentil conmigo,
yo al principio la odié.
más que odiarla a ella,
odié a javier por traerla,
me odié a mí mismo
por no haber encontrado una vickie o terri
o jenny o sally,
por alterar de tal manera el poco equilibrio
que había en ese departamento del demonio,
lo insólito es que nunca esperé que javier tuviera una polola
o una amiga siquiera,
nunca se me hubiera ocurrido que se casara:
era como gordito, no afeminado,
pero apollerado, debil, fluffy,

de su casa,
un niñito.
esa tarde llego y está vickie en la mesa,
en mi puesto,
no entiendo nada,
es casi como si hubiera entrado a otra casa,
cojo una silla y me siento y mi padre me dice:
«pudiste avisar».
nadie me la presentó,
todos siguieron comiendo, ñoquis, que mi madre hacía
muy bien,
hasta que ella, vickie, se presentó,
me dijo quién era,
que estaba estudiando secretariado,
todo era raro,
todo estaba ya raro y alterado,
el ambiente era otro,
parecía que llevara meses,
años,
comiendo ahí,
hablaba en inglés con mi padre
que deseaba practicar,
y cositas en español con mi madre
que estaba feliz con una nuera,
con una mujer en la casa,
porque tu madre nunca se instaló en la casa,
ni en santiago ni en los ángeles;
cuando jaime y silvia iban,
iban por un rato
y se escapaban lo antes posible.
javier y vickie querían estar ahí
en la casa,
necesitaban estar ahí,
acompañándolos:

comiendo,
viendo tele,
eso es lo que hacían:
veían tele
y tele y tele,
no salían de la casa,
todo el día ahí:
pololeaban frente a mis padres,
una cosa patética,
no es que hicieran un show, no,
nunca los vi besarse,
se tomaban de la mano,
o se hacían regalos,
chocolates,
osos de peluche,
un elepé de petula clark.
fue como si,
de pronto,
la casa donde yo vivía
con mis padres y mi hermano
pasara a ser la casa
donde dos matrimonios mayores vivían,
yo pasé a ser una suerte de sobrino de paso.
veían lo peor de la televisión:
estaban obsesionados
con los programas musicales
pues eran más fáciles de entender para mi madre,
veían sin falta,
domingo a domingo,
con la vickie al medio,
el show de lawrence welk
que era la música más melosa de los cincuenta
pero orquestrada,
o el show de andy williams,

de bing crosby
o de perry como.
después empezaron a ir a paseos los domingos:
a la playa,
a comer,
a lugares más lejanos como santa bárbara
o san diego,
y yo ahí: sobrando,
sentía que sobraba,
que era distinto,
si alguna vez dudé
que yo no era la persona que mi padre quería como hijo,
ahí me quedó más que claro:
tú no traes a nadie,
nunca tendrás una novia,
o si llegas a tener una
será una tipa vulgar,
una de esas mujeres ansiosas como tú
que siempre quieren algo más.
la vez que llevé a billy lo odiaron
pues tenía el pelo un poco como mccartney
y usaba botas
y colocaba sus pies en la mesa,
abría nuestro refrigerador y no daba las gracias,
puso un programa de dick clark
donde todos bailaban rock,
nunca más lo invité
porque les pareció «un roto»,
y cuando tuve una amiga,
no una novia pero una amiga,
cookie,
que era negra, afroamericana,
trabajaba de mesera en el bar del hotel,
ni siquiera dudé en llevarla,

no llevaba a nadie,
sólo iba a dormir,
despertaba antes que todos,
trataba de pensar en que pronto,
si juntaba más dinero,
quizás podía arrendarme una pieza
o irme con billy,
que tenía planes de irse a vivir a santa cruz
o a san francisco.

cumplí el año trabajando
en el international hotel
a fines de mayo de 65.
me dieron una semana de vacaciones.
tenía veinte años y dinero y un auto,
un ford del 54,
y estaba en los estados unidos,
a fines de mayo ya hacía calor,
con mi ford salí al camino,
les dije que me iba con billy
a conocer el gran cañón
y a visitar a unos parientes suyos que vivían
en tucson, arizona,
pero billy no podía,
algo tenía que hacer,
y cookie menos,
porque tenía una hija y vivía con su madre,
yo tenía vacaciones, días libres
y dinero,
ya tenía mi auto aunque no estaba pagado,
debía seguir pagándolo,
salí en la mañana,

me fui hasta hollywood,
estacioné mi auto,
caminé por la calle,
tomé en los bares,
entré a un hotel
que arrendaba habitaciones
por semanas o mes.
flop houses, les decían,
viejos hoteles finos o
edificios de departamentos cuyos
moradores huyeron,
ahora eran pensiones sin pensión,
piezas para losers,
que no tienen para una casa entera,
estaban ahí para que uno cayera rendido,
cayera flopped,
rendido y durmiera
y escapara al día siguiente,
para así no enterarse del lugar donde se vive.
entré y me mostraron las piezas,
no me pareció el infierno,
me gustó,
todo en un lugar:
cocinilla, lavatorio, cama,
un pequeño baño propio,
para qué más.
hice los cálculos pero quedaba lejos
del hotel donde trabajaba,
no me alcanzaba,
pero me di cuenta que quizás más adelante,
con el ford ya pagado,
podría vivir ahí,
cerca del teatro chino,
del egyptian,

de los clubes,
entonces volví a subirme a mi auto y partí,
ya había mentido,
no podía regresar,
no quería pasar una semana en ese departamento,
con mi mamá todo el día ahí,
porque mi padre no quería que trabajara,
o que estudiara inglés porque una vez la vio
conversando con un hombre a la salida de su clase,
mi padre armó un escándalo y le dijo:
tu sitio es tu casa,
yo aprenderé inglés por los dos.
los ángeles no era santiago,
mi madre no tenía a dónde ir,
no conocía a nadie,
no entendía,
todo era lejos,
ahí estaba, stranded,
atrapada en inglewood,
sola con mi padre
que llegaba de vuelta como a las cinco
y luego mi hermano con su vickie.
seguí en el auto,
rumbo al desierto,
algo aterrado,
aterrado no, pero asustado,
¿a dónde iría?
¿qué haría?
nunca había estado solo,
o vacacionado solo
o había contemplado estarlo.
no me gustaba estar con mi padre,
no me gustaba estar en la casa encerrado
con ellos y con vickie en el living,

prefería estar en la calle,
pero en la calle con gente
o trabajando
así que seguí,
seguí manejando.
alejarme un rato de ellos y de mi vida.
fue mi primera vez,
quizás algo aprendí
en esas vacaciones el año 65,
en ese viaje que me llevó por el mojave
y a vegas y al gran cañón,
aprendí que podía estar solo,
que uno no se mata en las noches si está solo,
que comer en un restorán leyendo el diario
puede ser un agrado,
que desayunar en la barra de un denny's
o un norm's es una oportunidad,
que en los bares hay trago y billares y música
y posibles amigos o mujeres,
que ahí todos están solos
pero todos saben eso,
por eso nadie se ríe,
nadie cuestiona,
nadie juzga,
en el bar todos saben por qué están ahí,
en ese viaje conocí los moteles,
los casinos, los bares,
unas chicas,
un par de tipos con los que uno
podía conversar cinco horas,
y sientes quién es tu hermano,
gente con la que tienes más conexión
que con tu hermano,
que casi lo amas

y luego nunca lo vuelves a ver
pero queda el recuerdo,
porque cuando entras a un bar
debes saber que cuando vas a salir
vas a salir igual,
más relajado,
más calmado quizás,
pero igual.
aunque uno tenga una chica en sus brazos,
ella no anda buscando amor,
anda buscando que la noche sea más corta no más,
sólo eso,
todo suena a una canción country,
help me make it through the nite,
eso es todo,
para poder seguir,
seguir en este camino en que caí.
aprendí todo eso ese verano,
ese verano en el desierto,
ese verano del 65
en que me acosté por primera vez
con una chica llamada joyce
que me hizo dedo.
fue en un motel sin aire acondicionado
en el pueblito de needles,
en medio del desierto de mojave,
uno de los sitios más calurosos
de toda américa,
y no paramos de sudar
hasta empapar todo el colchón.

waco, texas

cuando volví me esperaba una carta.
era del ejército
decía que debía presentarme para un physical,
tal día, en tal lugar.
todavía existía el draft,
el reclutamiento,
no estaba en la universidad
ni pensaba ir,
el sueño del college,
de ucla,
de usc,
ya estaba atrás,
postergado,
en verdad anulado,
a veces lo decía,
a veces lo pensaba,
pero sabía que no era cierto
y llega esa carta,
esa carta que se aprovechaba
de que no estaba en el college,
que sabía que no iba al college
porque ya quería ser un adulto,
tener mi plata,
esa carta sabía
que ya no quería estudiar
y puso por escrito
lo que no quería reconocer,
lo que no podía reconocer.

billy me dijo:
«te van a cagar,
a mí no me van a llamar».
él tenía un problema,
tuvo un accidente cuando chico,
era ciego de un ojo,
o semiciego, y justo:
lo llamaron pero no pasó el physical.
yo lo pasé,
mi hermano javier también.
dos o tres semanas después que me revisaron
llegó la carta,
me llegó primero a mí,
mi madre esperaba el correo:
estaba anunciado,
no fue sorpresa,
pero vomité igual cuando llegué del trabajo
y mi madre se puso a llorar cuando abrí la puerta.
abrí la carta,
debía presentarme
el 25 de octubre del 65 a la inducción.
en la televisión no paraban
de mostrar imágenes
de vietnam.
no era tan barato subirse a un avión,
si lo hacía, además,
perdería mi tarjeta verde,
pasaría ser algo así como prófugo,
si me quedaba en el país
y no me presentaba,
entonces me deportaban,
tan simple como eso,
yo había firmando ese papel,
no tenía idea de lo que decía,

pero lo firmé.
lo firmé en santiago, sí,
era parte del deal,
del trato,
de ser inmigrante:
aquellos jóvenes mayores de dieciocho años
que solicitaban una residencia legal
aceptaban y juraban cumplir las leyes americanas,
algo así,
una de las claúsulas era
que nos sometíamos al draft,
a ser reclutados,
no llaman a todos, decían,
es una lotería.
los dos salimos premiados,
mi padre me lo explicó,
después que llegó la carta,
me lo dijo en un supermercado de la calle olympic,
lo recuerdo perfecto,
me dijo: si el país te acepta,
te acepta ser un inmigrante,
te permite trabajar,
ganar dinero,
y todas las cosas buenas que ofrece este país,
entonces tú debes dar algo a cambio,
ellos lo que esperan de ti es,
en caso de necesidad,
contar contigo.
me dijo: tu país te necesita,
mi país es chile, le dije.
tu nuevo país te necesita.
yo ahí la embarré,
me equivoqué,
porque no sabía tanto,

sabía poco,
pero debí decirlo:
mi nuevo país no me necesita
porque no nos están invadiendo,
tenía claro que vietnam
era parte de la filosofía imperialista
de los estados unidos,
pero tampoco me importó
porque la idea de que me enviaran tan lejos,
al sudeste asiático,
la idea de que me pagaran,
que incluso podía volver a mi trabajo,
que mi trabajo me estaría esperando,
me atrajo,
lo confieso, sí.
mi papá la tuvo clara,
no creo que se le pasó,
él hizo todos los trámites,
estudió todos los requerimientos
que necesitábamos para emigrar
a los estados unidos y, claro, sin duda,
sin duda que sí,
él tuvo que tener claro
que uno de los riesgos de irse con sus hijos
era que los podían llamar al ejército,
no era una exigencia que emigrara con hijos,
no era una condición
pero la cláusula estaba.
si los cuatro nos radicábamos
legalmente en california,
entonces quizás nos podían llamar.
la única manera de protegerse
era estar en un college,
en una universidad,

era estar estudiando,
jamás salió el tema de que estudiáramos,
no había dinero,
el dinero se ganaba para otras cosas:
para un departamento mejor,
un auto mejor,
cosas de línea blanca,
yo tampoco exigí o traté de ingresar,
todo sucedió muy rápido,
era chico: quizás yo debí exigir o pedir,
creo que propuse la idea de ir a ucla
pero mi padre me dijo
que yo no era un hijo de ricos,
quizás pude hacerlo solo, quizás
ellos tampoco me empujaron:
hay familias donde los hijos son abofeteados
si se les ocurre no ir a la universidad;
en mi caso fue al revés:
proponer ir era casi como insultarlos,
era como decirles: «deseo ser mejor que tú».
yo creo que el trato fue:
ya fuiste en chile, te fue mal,
allá era gratis y lo desperdiciaste,
ahora, ahora acá hay miles de sitios dignos
donde se gana y mucho,
mucho más de lo que podrías ganar allá,
acá siendo obrero
puedes ganar como un profesional allá,
acá puedes tener auto y casa
y televisión y refrigeradores de dos puertas
sin tener que estudiar.
sin estar estudiando,
sin esa protección,
te podían llamar al ejército

y nos llamaron.
yo tuve suerte y no fui al frente,
me tocó irme a texas,
a mi hermano javier
lo mandaron a la selva,
pudo haber muerto:
mató y le mataron compañeros,
yo siento que mi padre nos entregó
como colateral,
era tal el deseo de arrancarse de chile,
de huir,
que no tuvo problemas de aceptar esa condición:
que sus hijos pudieran ir a la guerra,
no nos protegió, no.
nos entregó como carne de cañón.
creo que el infierno que pasó
mi hermano javier no tuvo razón de ser,
se pudo evitar.
¿qué hace un chileno en vietnam?
mi padre ni lo pensó:
no creo que lo hiciera a propósito,
pero su egoísimo no lo dejó meditar las consecuencias,
él necesitaba irse,
no ser taxista,
no sentirse humillado,
estuvo dispuesto a pagar cualquier precio,
creo que lo pagó
aunque quién sabe.

fui inducted —¿inducido?— al army
el 25 de octubre del 65,
y la verdad es que sentí

que me había sacado un pasaje a la gloria.
me sentía afortunado,
que tenía suerte,
que partía
hacia una nueva vida.
despegamos de elei
en un avión militar,
no sabía a dónde íbamos,
sólo que iba a vivir
una aventura,
una aventura que no hubiera podido haber vivido en chile,
una aventura donde mi padre no me podría proteger
pero tampoco podría intervenir
o mirar
u opinar.
aterrizamos en un lugar húmedo
lleno de mosquitos:
alexandria air force base
en lake charles, louisiana,
de ahí nos subieron en buses,
viajamos hasta fort polk,
también en louisiana,
era un reception station,
el sitio donde nos recibirían.
un chico al lado mío, mexicano,
de chihuahua,
lloraba aterrado,
rezaba,
le hablé un rato,
me dijo que prefería llorar ahorita
porque adentro no podría hacerlo,
lloraba por su señora madre y su padre,
estaban tan orgullosos y preocupados por él,
los echaba de menos,

¿yo los echaba de menos?,
creo que no,
y me sentí mal pero me sentí bien,
la culpa no se estaba apareciendo,
no aparecía,
no lloraba porque los necesitaba,
no lloraba pensando que me echaban de menos,
simplemente no lloraba.
miré por la ventana:
parecía selva,
era más denso que en las películas,
pantanos, spanish moss,
árboles que no dejaban ver el sol,
¿donde estaba?
¿ya había llegado a vietnam?
yo aún no sabía
que no me iban a enviar al sudeste asiático.
en fort polk nos cortaron el pelo,
cuando me cortaron el pelo
me bautizaron,
me purificaron,
estaba naciendo un nuevo carlos,
un carlos que nada tenía que ver
con el niñito estudioso,
obediente y tímido
de santiago de chile.
éste era otro,
no sería el de antes,
no iba a aceptar ser el de antes,
no podía.
no sentí pena de abandonar al otro carlos
ni traicionarlo
porque tampoco quería mucho
al que existía hasta entonces,

es más: a veces sentía
que me jugaba en contra,
que yo mismo no me dejaba ser
el que quería ser,
que no me tenía confianza,
no confiaba.
entonces supe que tenía que cambiar
sí o sí,
no tenía claro quién era o quién sería
pero sabía una cosa:
ya no iba a ser el mismo,
and that was more than OK with me.

luego que un doctor nos revisó enteros,
por todas partes,
nos pasaron nuestros uniformes
y nos entregaron el uniform code de la justicia miliar,
nos quedamos una semana en clases,
ahí supe que sería enviado a texas,
y no vietnam.
respiré,
conté mis bendiciones,
y vomité
porque era pura tensión,
me hacía el fuerte pero no quería ir a la guerra,
no quería matarme
o matar para resucitar,
y así partí,
aliviado y contento,
en bus,
a lo largo de las praderas texanas,
hasta fort hood, texas,

para las ochos semanas de basic training
que transforman a un civil
en un soldado apto y confiable.
esas ochos semanas pasaron como si fueran ocho días
pero mi cuerpo sentía que fueron ocho meses,
mi cuerpo cambió y no entendía nada,
fue como volver a pasar a la pubertad
pero instantáneamente,
nada de lo que tenía siguió ahí,
algo así,
pero ahora sin vergüenza,
sin tener que esconder nada,
sino que a la vista,
para celebrarlo,
sentí que dejé de ser un niño,
me puso duro,
terso,
alerta,
musculoso,
me gustaba verme desnudo,
me gustaba verme,
que me vieran,
tocarme,
sudar,
ducharme,
mear al aire libre,
se me fue todo el pudor,
me sentía alto,
me sentía fuerte,
me gustaba saltar las vallas,
escalar los muros,
nadar en el barro.
dormía profundo en texas,
nunca he dormido

o vuelto a dormir así,
adolorido,
cansado por los ejercicios,
pero sentía que estaba haciendo algo,
me enseñaron a cocinar,
era el encargado de la cocina de mi compañía,
de la compañía c,
si salíamos de campaña
yo tenía que cocinar,
yo era el jefe de cocina,
si yo hubiera seguido en el ejército
habría podido dedicarme a dirigir una cocina,
de hecho muchas veces trabajé
en cocinas o trabajos relacionados con ella
y eso lo aprendí en el army,
lo otro bueno es que,
y esto no todo el mundo lo sabe,
porque no sé cómo es en chile,
seguro que no es así,
pero en el army nos pagaban,
nos daban algo,
algo para uno,
como una mesada generosa.
me estaba reconstruyendo,
ahí en fort hood
me estaba haciendo hombre,
estaba agarrando fuerza,
me estaba llenando de fuerza
y de confianza,
estaba empezando a pasarla bien,
a pasarla bien conmigo.

a fort hood le decían
the great place,
el gran lugar,
y era un gran lugar,
puta el lugar,
mucho más grande y con más acción
que los pueblitos cercanos.
fort hood es uno de los military posts
más grandes del mundo
y yo estaba ahí,
un chileno con acento,
un chileno que casi no sabía inglés,
aunque ya sabía más,
había aprendido muchísimo,
entre más de cincuenta y dos mil americanos,
muchos de los cuales irían,
pronto,
al frente
a morir,
eso le daba al sitio una cierta energía.
más que ser un sitio de chicos aterrados,
era todo lo contrario:
un lugar donde cincuenta mil adolescentes,
con sus hormonas ardiendo,
querían vivir,
daba lo mismo si iban a ser sus últimos días
porque al final eran los últimos días,
los últimos días
que íbamos a ser civiles
o tener sólo la experiencia de ser
chicos pueblerinos
o chicos ingenuos.
todos, los que van al frente
y los que no,

cambian en el army,
creo que así fue conmigo,
eso fue lo que pasó:
el carlos que entró
no fue el mismo que salió,
no, para nada,
al army le debo mi vida,
tener una vida,
aunque sea errada,
fallida, fracasada,
distinta.
sin el army,
en elei, circulando,
no sé, echando de menos como echaba,
solo y atrapado
con mi familia,
quién sabe qué hubiera ocurrido,
quién sabe.
no sé si lo hubiera soportado,
no sé si estaría contándote todo esto.

waco era parís,
la ciudad luz,
el lugar donde huíamos,
la ciudad donde todo podía pasar
y pasaba.
waco era grande
pero nosotros eramos más
o casi,
creo que los de fort hood sumaban la mitad
de la población de waco.
waco nos necesitaba,

me gustaba decirle *waco*,
guaco, así en español,
aunque waco se pronunciaba *guey-ko*,
yo le decía guaco.
así sonaba igual que esquizofrénico
o loco de remate,
guaco, wacko, *wacky*,
de loquillo,
la ciudad loca,
las chicas de waco sabían que estábamos ahí
y eran loquillas,
locas,
no eran como las chicas chilenas,
ni siquiera las niñeras que iban al cerro santa lucía.
las chicas de waco sabían
que éramos distintos a los vaqueros del pueblo,
más divertidos,
con más mundo,
y de otras partes del mundo,
para ellos el mundo era texas,
sabían además que teníamos algo de dinero libre
y poco tiempo para poder gastarlo.
cada tanto teníamos franco,
liberty time,
pases de tres días,
y ahí es donde nos íbamos:
a waco,
wacky waco,
porque era lo más cerca y ahí
había de todo.
en waco por lo general arrendábamos
una pieza de motel
entre dos o tres
y tomábamos cerveza, dormíamos mucho

y salíamos, de uniforme,
porque esa era la gracia,
ese era el truco:
andar de uniforme
en waco, el uniforme te abría puertas,
bastantes,
otro dato clave de waco:
era un condado húmedo,
servían alcohol,
vendían cerveza, whisky, lo que quisieras,
los otros condados que rodeaban fort hood
eran secos,
no vendían alcohol
ni dejaban consumir,
en waco podías tomar,
podías bailar,
caminar por el centro y conocer chicas,
conocí muchas chicas,
pat, kelly, liz,
debbie, carrie,
joanne, maggie,
deborah,
vanessa,
muchas,
demasiadas,
a veces dos por día libre,
a veces dos al mismo tiempo,
a veces con un amigo,
tríos con olor a jack daniels
y transpiración y colonia jean naté
que era la colonia dulzona que todas las texanas
usaban ese año.

. . .

waco era el paraíso,
puta, el paraíso,
la ciudad donde estaba todo.
yo tenía veintiuno
y no me iban a mandar a la guerra,
me sentía bien,
sano, fuerte,
tenía uniforme, dinero,
y era exótico.
¿por qué no celebrar?
a veces bastaba que las mirara
en la calle,
en una fuente de soda tomando dr. pepper,
porque todos en waco tomaban dr. pepper,
en waco inventaron esa gaseosa,
a mí me encantaba la dr. pepper,
todavía la tomo.
a veces ellas me miraban primero
y sentía eso:
sentía que les gustaba,
es una sensación alucinante,
adictiva,
embriagadora,
saber que le gustas a alguien,
que le gustas a más de una,
saber que te quieren tener,
te quieren comer,
te da lo mismo sentirte usado,
quieres que te usen,
y quieres usar,
quería ponerme al día,
todos mis años de timidez,

de huevón quedado
comenzaron a disiparse,
chica que podía seducir,
la seducía,
me dejaba querer,
quizás era el uniforme,
el nuevo cuerpo,
no sé,
pero ahora esa seguridad
no está,
sé que soy un anciano,
no reconozco mi cuerpo,
no lo quiero y él no me quiere a mí,
pero una vez,
por unos años,
por un tiempo corto,
fui galán,
fui guapo,
me miraban,
uno se da cuenta cuando te miran:
es una sensación impresionante,
increíble,
te cambia todo,
te fortalece,
te hace creer en ti
y si bien es algo aparentemente superficial
aquellos que nunca lo han vivido,
aquellos que nunca
se han sentido deseados sólo por su cuerpo,
o su simpatía y sonrisa,
se han perdido algo.
no es tan complicado que te quieran
cuando lo que atrae es tu soledad,
eso de querer salvarte,

nada produce tanto confort y energía
que dos personas dañadas que se desean
acompañar,
pero eso es otra cosa,
es una vacuna contra la soledad,
no es sexo, no es energía,
no es diversión,
y eso, te digo,
no te lo quita nadie,
es algo que no se olvida
y te ayuda en momentos malos.

una vez nos dieron cuatro días libres,
creo, o quizás fueron tres,
pero mi grupo,
mis amigos,
los de mi barraca,
con los que entrenaba y comía
y dormía y en los que confiaba,
no recuerdo los nombres de todos,
aunque por ahí tengo unas fotos,
todos con el corte de pelo,
rapados,
todos flacos,
uno se llamaba craig y estaba sean
y jack y colin,
estaba wayne,
que tenía una cicatriz
de una operación a lo largo de todo su vientre,
y andrew, que era negro y me hablaba de motown,
y benjamin
que podía tomar tres medias docenas de cerveza

y luego estar media hora tirándose flatos,
ése era de missouri,
me acuerdo que le decía
benjamín en castellano,
él se reía, le daba risa que su nombre
sonara tan distinto en otro idioma,
y sammy, sammy martínez,
pero sammy martínez no hablaba castellano,
eso era algo que yo quería hacer:
perder mi acento,
liberarme del idioma,
del pasado.
los de la barraca eran buenos amigos,
compañeros,
el efecto grupo,
esas amistades falsas pero intensas,
divertidas, que se forman cuando hay
un norte común,
amistades de trabajo,
donde el lazo se fortalece
en hablar mal de
aquel que sustenta el poder,
o reírse del débil,
acumular anécdotas o
simplemente hablar tonteras.
eran mis amigos, sí,
pero no eran como billy,
no estaba tampoco para abrirme ante ellos
o hablar de mis penas,
ya no lloraba,
ya no necesitaba tanto un amigo,
necesitaba amigos no más,
cervezas, marihuana,
licor, sexo fácil,

música en la radio,
autos, velocidad, juventud,
teníamos todo eso en común:
la edad, fort hood, el army,
estar lejos de casa,
estar por primera vez fuera de casa,
ya no querer estar en la casa.
trabajar juntos,
estudiar juntos,
vestirse iguales,
no te hacen sentir igual,
no, para nada,
se arma una extraña masa,
en tonos verdes,
a veces tanto grupo
te hace sentir que apenas eres uno más,
intercambiable,
reemplazable,
eso es lo malo de ser tropa
y no sargento:
dejas de existir
aunque lo bueno
es que puedes comportarte
como quieras
porque tampoco existes tanto
yo ya había sentido mucho,
ya había llorado más de la cuenta,
ahora me tocaba pasarla bien.
un día de verano,
a ellos,
o nosotros,
porque todo era plural,
todo era *we, us,*
se les ocurrió,

digo, se *nos* ocurrió
ir un fin de semana
a laredo,
a méxico,
a nuevo laredo,
como se llamaba al otro lado,
al otro lado del bravo,
o del grande,
laredo, texas,
nuevo laredo, tamaulipas,
no entendía por qué
si los estados unidos eran los nuevos,
si méxico existía antes,
el lado mexicano de laredo
se llamaba nuevo,
pero los reclutas no estaban interesados
en la historia de méxico
sino en un lugar,
un barrio,
el barrio rojo de nuevo laredo
que tenía nombre en inglés:
boy's town.
méxico era un mito para ellos,
allá se podía tomar de verdad,
sin tener que recurrir a carnés falsos,
se podía tomar en la calle,
se podía tomar hasta caer en la vereda,
las mujeres eran baratas y morenas
y les gustaba la carne blanca,
eso decía el mito urbano,
y por eso, en un par de autos,
manejamos más de cuatro horas
hasta llegar a la frontera,
estacionamos en laredo

y cruzamos el puente
a nuevo laredo,
cruzamos un puente,
la policía mexicana sólo nos miraba pasar,
como resignados.
íbamos todos de uniforme.
recién planchados,
lavaditos,
perfumados,
la billetera llena de dólares y condones.
tomamos un taxi,
yo le dije «a la zona»,
así en castellano,
pues así me había contado un mexicano,
que no quiso ir
porque le parecía denigrante,
además era ilegal y le daba miedo
cruzar la frontera
porque uno podía ser ilegal y estar
en el army,
algo bien contradictorio pero así era la cosa.
el taxista nos llevó hacia la zona,
llenamos dos taxis,
todos apretados,
llegamos al barrio al atardecer,
cuando las cantinas y bares y cabarets
y prostíbulos recién se estaban preparando,
yo pagué el taxi, un dólar o algo así,
o menos, y le dije gracias.
el tipo me dijo:
¿de donde eres, güey?
le dije de california,
en ese instante opté por hacerme el gringo,
porque era de california,

ahí vivía,
ahí trabajaba,
ahí vivían mis padres y mis hermanos,
era gringo,
vestía el uniforme del ejército
de los estados unidos de américa,
si eso no era ser gringo,
americano,
yanqui,
qué era.
empezamos a tomar tequila,
yo nunca había tomado pisco,
y estando ahí,
con la música ranchera sonando a todo volumen,
temas que conocía,
que había escuchado mil veces en la casa,
en la radio,
a mi abuela o a mi madre,
o en las películas que me llevaban a ver
al cine en santiago,
me sentí, de pronto,
transportado a chile,
quizás a los burdeles a los que nunca entré
de diez de julio,
estaba claro que estaba en américa latina,
todo era en castellano,
todo era pobre,
no terminado,
a medias,
y las chicas se presentaban con nombres
como rosita, lupita, maría,
margarita, teresa,
el tequila me empezó a afectar
y el show, donde decían que habría sexo en vivo,

una chica con un burro,
no me atraía,
o no lo quería ver,
hay cosas que es mejor no hacer o ver,
líneas que es mejor no cruzar porque
te alteran or they fuck your brains,
eso es lo que le pasa
a los que van al frente,
ven o hacen cosas que no deberían,
así que con mi mejor inglés
le dije a teresa:
let's go somewhere, y ella entendió,
quizás entendía más inglés que yo,
se había criado quizás a metros de la frontera,
o todos sus clientes eran americanos,
sabía coquetear y negociar y fornicar
en inglés,
sabía lo que era un blowjob,
un cunt, a big fat cock.
cruzamos una puerta
con cortinas de tiras de plástico
como las de las carnicerías en santiago,
entramos a una pieza pequeña,
angosta,
como las piezas de las empleadas
en las casas de mis compañeros de curso de santiago,
piezas oscuras,
mal ventiladas,
esta pieza era celeste,
con sábanas verdes,
un ventilador en el techo
y un crucifijo en la pared,
parece que había una cocina cerca
porque todo olía a tortillas y maíz

y le dije a teresa que se desvistiera,
todo en inglés,
y no fue muy bueno,
yo estaba tenso,
el tequila me dejó lerdo,
ella tampoco ponía mucho de su parte,
pregunté, en castellano,
qué le pasaba,
y sus ojos se iluminaron,
«hablas castellano», me dijo,
y luego me contó que su niño estaba enfermo,
la calentura se me quitó altiro,
me dio rabia que hubiera hablado en castellano,
no es muy seductor que te hablen
de un crío con diarrea,
así que le dije que me lo chupara no más
y le pagué unos dólares,
pocos,
salí de la pieza,
la cantina seguía llena,
alborotada,
me fui caminando,
lentamente,
por las calles sucias y trizadas
de nuevo laredo,
calles pegajosas como las callles de la vega central,
respirando el aire sudamericano,
el olor de las tortillas,
de los tacos al pastor,
a perro mojado.
mirando las farmacias abiertas,
los almacenes cerrados,
los carros en las esquinas que vendían tamales,
los tarros de leche condensada nestlé,

los letreros de sopas knorr,
escuchando los boleros y las rancheras,
escaparse de las otras cantinas,
caminé y caminé,
por callejuelas oscuras,
sin apuro,
hasta que llegué al puente y lo crucé,
el oficial me saludó y no me pidió
documento alguno,
sólo me dijo: «welcome back, soldier»,
y esa fue la última vez que estuve en américa latina,
la última vez que salí de los estados unidos,
la última vez que estuve
al otro lado de la frontera.
en nuevo laredo pasé a un mcdonald's
y pedí tres haburguesas y dos porciones de papas fritas.
me las dieron en una bolsa
con una coca-cola extra-large.
encontré un motel,
limpio,
el aire crujiente y acondicionado,
y me tiré a la cama a ver a johnny carson,
a color,
esa noche estaban sonny and cher,
cantaron *i got you babe*
y pensé: me gustaría casarme con una chica
con el pelo tan largo.
desperté veinticuatro horas después,
sintiéndome un americano
puro y duro
y tomé un greyhound
directo de vuelta a fort hood.

suzette

la conocí en un cine.
en un cine en waco,
el cine strand de la calle austin,
yo estaba ahí, haciendo hora, la verdad,
antes de ir a los bares,
con mis dos amigos:
colin jones y sammy martínez.
habíamos arrendado una pieza
en un motel barato,
habíamos comprado mucha cerveza
pero no era hora para ir a tomar,
eran como las dos de la tarde,
decidimos salir a caminar un par de cuadras,
deambular y vitrinear por la calle austin,
que estaba llena de cines
y tiendas y restoranes
y muchos, muchos soldados paseándose,
hacía calor,
así que nos metimos a ver un programa
doble de westerns,
una con james stewart,
the rare breed,
y la otra, *the appaloosa,*
con marlon brando,
de esto me acuerdo porque
me acuerdo de casi todo
lo que sucedió ese día.
esto fue el año 1966,

ya había nacido la michelle,
tu hermana,
tenía su foto en mi billetera,
y se la mostraba a las chicas que conocía.
el día del que te hablo fue
el 28 de octubre de 1966,
ya llevaba un año en el army,
estuve dos años en el ejército,
desde octubre de 1965
al 14 de noviembre de 1967,
y del día del que te hablo,
el día que la conocí en el cine,
fue el 28 de octubre de 1966,
un poco antes de halloween,
porque una de las primeras cosas
que me dijo fue:
¿de qué te vas a disfrazar para halloween?
y yo le dije: de soldado,
y ella se rió,
se rió mucho,
ahí supe que nos íbamos a casar.
lo que no supe es que
me iba a casar tan pronto.
la conocí entre las funciones
de *the rare breed* y *the appaloosa*,
en el intermedio,
en la fila para comprar popcorn.
ella estaba frente a mí
y tenía el pelo largo,
rubio como el choclo,
le llegaba hasta sus cortísimos shorts de jeans
desde donde salían una piernas pálidas,
eternas, perfectas, suaves,
que terminaban en unos pies

empolvados con la tierra texana,
y unas sandalias de plástico,
como las de condorito,
tenía las uñas pintadas de celeste,
nunca había visto uñas celestes
pero se veían bien
porque sus ojos eran del mismo color.
nos miramos y de inmediato pasaron cosas,
de inmediato me gustó,
aunque pensé:
jamás te va a tomar en cuenta,
mide cinco metros más que tú,
lo que era una exageración, claro:
medía un metro y ochenta y siete
y yo apenas un metro sesenta y cuatro.
ella me sonrió y me preguntó
si estaba posted en fort hood,
of course, le dije, isn't everybody?
ella se rió y luego me preguntó
qué me había parecido la película,
le dije que estaba bien
pero que me había quedado dormido,
me too, me dijo, yo en realidad vine por la otra
porque es de caballos,
amo los caballos,
encuentro sexies los appaloosas,
son una de mis razas favoritas,
¿tu amas los caballos?,
le dije que nunca lo había pensado,
pero que no los odiaba,
y se rió de nuevo,
entonces me preguntó de qué me iba a disfrazar
para halloween y se rió de nuevo,
con esos dientes perfectos,

blancos,
dientes como nunca había visto en mi vida.
suzette, me dijo, nice to meet you,
carlos, le dije, i'm carlos,
you have an accent, me dijo, tienes un acento,
me gusta, it's cute,
es amoroso,
you're sexy, bajito pero sexy, me dijo
y se rió.
luego compramos un popcorn gigante
y dos dr. peppers
con mucho hielo
y me dijo: sit with me,
watch the horse movie with me.
lo hice, vi la película con ella,
y sus dos amigas que la estababan esperando sentadas
comiendo licorice rojo,
mis amigos estaban más atrás, durmiendo,
y no se dieron ni cuenta.
en la mitad de la película
suzette me tomó la mano
y me preguntó de dónde era,
le dije: chile,
is that far? like in mexico?
no, le dije, it's a country,
far, far away,
at the end of the world,
wow, me dijo, i'm only from here,
sólo soy de acá,
i like you, me dijo,
you are cute,
you are so cute,
you look so sad,
no tengo cara de pena, le dije,

entonces tienes ojos de pena, insistió,
pero me gustan,
me gustas,
me gustas tú también,
eres linda,
te puedo besar, me dijo,
tengo ganas de probar tu saliva,
sabe a popcorn, le dije,
déjame ver, me dijo suzette,
¿puedo?
le dije: sí, claro, le dije que sí
y me besó,
me besó profundo,
con risa,
y diez lenguas resbalosas
con sabor a chicle bazooka
y antes que la película terminara
me dijo:
i'm not gonna let you go,
ya me gustas,
ya te quiero,
ya quiero que seas mi soldado de chile.

todo cambió ese día,
ese 28 de octubre del 66,
cuando conocí en el cine strand
a suzette elizabeth carter.
yo tenía veintiuno,
ella diecinueve
éramos jóvenes, supongo.
a la salida del cine
se armó un grupo,

ella y sus amigas,
yo y mis amigos.
ellos despertaron con los créditos y las luces,
no entendían nada,
no entendían qué hacía yo
de la mano de una rubia tan alta.
propuse que fuéramos a comer,
fuimos a comer todos a un diner por ahí,
ella pidió salisbury steak,
yo pedí lo mismo,
asado alemán, le dije,
esto se parece al asado alemán,
no hablo spanish, me dijo,
i barely speak english,
y nos reímos,
nunca terminé high school,
i'm bad at math,
odio las matemáticas,
yo también, le dije, pero no era verdad,
porque siempre fui bueno para las matemáticas.
nos separamos en la vereda,
ella me dio su fono,
me dijo que la llamara,
me besó en la boca
y me tocó el trasero al despedirnos,
mis amigos luego me molestaron,
se notaba que estaban entre celosos e impresionados
y eso me hizo sentir bien.
llamé a suzette esa noche,
tarde, y atendió ella,
y me dijo que estaba por salir con sus amigas,
le pregunté si podía verla,
que no quería pasarme el sábado tomando cerveza
con mis amigos,

no, me dijo, espera tu próxima salida,
esperemos un poco,
si sigues pensando en mí,
entonces me llamas y vemos,
si te olvidas de mí, o conoces a otra chica,
todo bien,
cada vez que vea un caballo appaloosa pensaré en ti.
justo tenía día libre el domingo siguiente,
le dije que la iba a llamar,
espero tu llamado, entonces,
¿te puedo llamar antes?
no, llámame el domingo cuando salgas de la base
y llegues a waco,
aunque sea temprano,
podríamos comer panqueques,
¿te gustaría comer panqueques conmigo?

el domingo se demoró mucho en llegar
y la noche de halloween la pasé en la barraca
pensando en ella,
la llamé pero me acordé que no podía llamarla.
por suerte atendió la voz de una mujer mayor,
su madre, supuse,
y colgué.
esa semana además le pedí al cocinero jefe
que me enseñara a hacer panqueques,
aprendí también a hacer waffles.
ese domingo salí temprano de la base
y antes de tomar el bus a waco
la llamé,
su voz tenía sueño,
legañas,

eso me calentó,
me pareció que ya tenía una intimidad
con ella al escucharla así,
dormida,
en su cama,
tibia.
me dijo, hi, baby,
good morning,
i'm glad you called,
¿por qué no nos encontramos
en un sitio llamado elite grille
en una hora?
¿sabes dónde está?
el lugar era famoso,
no había estado,
pero todos decían que cuando elvis
estuvo en fort hood,
iba al elite.
me bajé del bus y le pregunté a una señora
y caminé varias cuadras por la salle
hasta llegar a the circle,
una rotonda, donde estaba,
entré, miré los precios, no eran caros
y me senté en una butaca,
un busboy mexicano, menor que yo,
me trajo agua,
le di las gracias en español
y eso lo hizo sonreír.
suzette llegó media hora tarde,
sin bañarse, noté,
su voz seguía igual de pastosa,
su pelo rubio, largo, pegoteado,
enredado,
sin peinar ni lavar.

estaba sin maquillaje,
andaba de shorts y una polera gris gastada,
casi una tela de cebolla,
no andaba con sostén,
me fijé,
era notorio,
nunca había visto una mujer a la que
se le notaran tanto sus pezones
y tampoco le daba vergüenza,
no era su culpa tenerlos,
no intentaba esconderlos,
quizás le gustaba andar así.
hi, baby, me dijo,
i'm glad you called me,
sorry i'm late,
i fell asleep after you called,
me explicó, como pidiendo perdón,
pero soñé contigo, aclaró,
qué soñaste, le pregunté,
that i fucked you all day and i liked it,
no supe qué responder,
me puse rojo, supongo,
llamé a la mesera y pedí muchos
panqueques y café y jugos
y huevos y tocino,
casi no conversamos,
reconozco que estaba asustado,
intrigado,
golpeado,
llegó la cuenta,
pagué,
salimos a caminar,
caminamos tomados de la mano,
ella me tomó la mano,

hasta llegar a la calle austin,
me preguntó hasta qué hora estaba libre,
le dije hasta la cinco de la tarde,
eran las once de la mañana,
entonces no perdamos tiempo,
me dijo,
i want you to see me naked,
me dijo, de lo más natural,
sonriente, casi tímida,
i want to see you naked, carlos,
i want to feel you,
would you like it?
¿te gustaría pasar la tarde
en la cama conmigo?
la miré para notar alguna señal,
captar si era una prostituta,
si me quería cobrar,
pero tampoco me atreví
a preguntar cuánto,
entonces me abrazó,
me sacó la gorra de soldado,
me empezó a besar y chupar mi nariz,
su lengua ingresó por mi fosa
y me preguntó:
did you jerk-off this week thinking of me?,
tres veces, le dije, antes de pensar una mentira,
four times, me contestó ella,
cuatro veces acabé pensando en mi soldado,
pensando en ti,
y me besó de nuevo,
ahora en mi manzana de adán
recién afeitada.
terminamos en el mismo motel
donde iba siempre,

pero era distinto estar con ella,
solos,
abrimos las cervezas que compramos
en el camino,
ella encendió la televisión,
estaban dando dibujos animados,
abrió una cerveza y se sacó
la polera y los shorts,
no tenía calzones,
la toqué,
tú me tienes así desde que me llamaste,
me dijo,
luego me pidió que me sacara la ropa
y con su polera
me tapó los ojos,
como un antifaz,
no tenía idea qué era eso,
o por qué lo hacía,
pero me gustó,
me gustó todo lo que me hizo,
me hizo cosas que nunca había hecho,
hice cosas que nunca
se me hubiera ocurrido hacer,
poco a poco me di cuenta
que no era una prostituta,
tampoco era virgen,
era así,
le gustaba pasarla bien,
a su cuerpo le gustaba pasarlo bien,
nada la asustaba,
todo quería hacerlo,
todo le daba cosquillas y le gustaba.
cuando estábamos en la ducha,
yo decidí lavarle el pelo,

nunca le había lavado el pelo a una mujer.
mientras nos secábamos,
me atreví a decirle que me gustaría
verla de nuevo,
en dos semanas más,
entonces ella me dijo
que no, que ya lo tenía claro,
por qué no nos casábamos, me dijo,
let's get married,
sólo tienes diecisiete, le dije,
my dad wants what i want, me explicó,
mi familia te amará,
y tú, le dije, ¿me amas?
sí, me dijo,
eres el tipo que más he querido,
i love you, baby,
i love you a lot,
por qué, le dije, si recién me conoces,
eres el primer tipo con quien me acuesto
que no tiene un tatuaje,
que no ha estado preso,
que tiene ese acento tan adorable
y que era virgen.
no era virgen, le aclaré,
eras virgen, me dijo,
believe me, baby, you learned a lot today.
era verdad: había aprendido mucho
esa tarde,
yes, le dije, i love you,
primera vez que lo decía,
primera vez que lo sentía,
i know, me dijo,
i know.

. . .

nos casamos dos semanas después
en city hall,
con su familia vaquera a mi lado,
el 21 de noviembre de 1966.
la tarde después de la ceremonia,
ralph, su hermano mayor,
nos prestó su auto
y nos fuimos manejando hasta el
golfo de méxico,
a la playa.
el ejército me dio dos días libres
por casarme.
antes de cruzar el puente a south padre island,
en brownsville,
llamé a mi casa,
a los ángeles,
atendió mi madre,
le pregunté que cómo estaba,
ella me preguntó lo mismo,
me dijo que estaban juntando dinero
y querían ir a verme en febrero,
que quizás podríamos ir a dallas
juntos a conocer,
ver donde asesinaron a jfk,
mamá, me casé, le dije,
mi madre calló
y le pasó el fono a mi padre,
papá, le dije, cómo está,
quería contarle que estoy muy feliz,
por qué estás tan feliz,
porque me casé, le expliqué,
me casé con una

norteamericana llamada suzette carter.
mi padre me colgó.
no supe más de él hasta
que los llamé para decirles que había salido
del ejército y
que me iba a california.
con la gringa de mierda, me dijo,
con mi mujer,
sí, papá,
con mi mujer.

arrendé una casa con mi sueldo
en killeen,
que era el pueblo que estaba a las afueras
de la base,
una casa chica,
como de cartón,
de juguete
costaba cuarenta y cinco dólares al mes, me acuerdo,
su padre se llamaba carl y era vendedor de aceite para autos
y su madre, ellen sue, cocinaba pasteles de zapallo
que no me gustaban,
suzette se aburría en killeen
porque no conocía a nadie
y porque, a pesar de estar casado,
muchas noches debía pasarlas en la base.
le compré entonces un caballo
llamado *dusty*
y buscamos un establo cerca
de killeen
y compré otro caballo
para mí,

al que le puse *copihue,*
un nombre que suzette nunca pudo pronunciar.
casi todos mis ahorros
y buena parte del dinero que ganaba
se me iba en los caballos.
a veces íbamos a andar a la orilla
del río brazos
y eso era bueno,
es un buen recuerdo.
suzette no sabía cocinar
y la casa nos salía cara y los caballos también,
los últimos meses de mi estadía en el
ejército ella los pasó en waco
con sus padres,
no era tan divertido dormir en la casa
de ellos porque a ella le gustaba
mucho hacer el amor,
era lo que más placer le daba,
lo que mejor sabía hacer,
donde quizás mejor era como persona,
en la cama era generosa y divertida,
audaz e inteligente,
tierna y habladora,
y yo me sentía inhibido,
tirar en una casa tan chica
con los padres ahí,
a ella le daba lo mismo,
dijo una vez,
mientras comíamos,
frente a su padre, y sus hermanos,
carlos doesn't like to fuck me
when you guys are around,
todos rieron,
yo me quedé mirando la ensalada

y mirando los brazos tatuados
de todos los hombres de la casa.

antes de terminar mis dos años en fort hood,
con ayuda del padre de suzette,
me compré un chevy impala del 62.
el 14 de noviembre de 1967
quedé libre,
obtuve mi *ets,*
expiration of time of service,
estaba libre,
libre de verdad,
tenía veintitrés años, estaba casado, tenía un auto
y había cumplido,
le había cumplido a los estados unidos
y ahora me tocaba pasarla bien.
en waco hicimos una fiesta
y el padre de suzette trató de besar
a peggy, una amiga de ella,
que había estado acostándose con
su hermano josh.
nos hicieron una barbacoa de despedida,
tomamos mucha cerveza
y comimos costillas.
salimos de waco, rumbo al oeste,
el día de thanksgiving.
en un motel de gallup, nuevo méxico,
se puso a nevar
y nos quedamos tirando todo el día
porque suzette estaba feliz
de haber cruzado, por primera vez,
la línea estatal.

en gallup, mientras yo dormía,
suzette se fue a un bar,
y conoció a steve, un tipo que era
mitad indio mescalero
mitad blanco irlandés,
steve era vaquero,
vaquero de verdad, y le regaló
marihuana y shots de tequila
y luego llegó al motel
con él y nos presentó y
me pareció todo raro,
yo me molesté,
ella me ofreció droga,
le dije que no,
ella me dijo que steve
no tenía dónde pasar la noche
porque era de farmington,
podríamos dormir los tres,
steve olía a transpiración y a queso,
y no paraba de mirarle los pies,
le dije no, que por qué traía tipos a la pieza,
y le pedí a steve que se fuera,
pero steve empezó a besarse con suzette,
o suzette, para sacarme celos, empezó a besarlo a él,
eso me trizó algo,
no sólo me enojó,
me dolió,
me apenó,
me desencajó,
verlos besándose, así,
ella agarrándole el paquete a través de sus jeans,
me llenó de pavor,
de miedo,
vi que algo andaba mal,

que quizás todo era un error,
que esto quizás iba de mal en peor
y, por un instante, te confieso,
pensé: y si lo dejo quedarse,
si mejor no armo lío,
qué me importa más,
qué es más importante,
es tan, tan importante que me sea infiel,
¿se llama eso infidelidad
si la persona lo hace frente a ti?
traté de pegarle a steve,
lo insulté en castellano.
steve me dejó sangrando,
el ojo en tinta.
suzette lloraba y nos quedamos
dormidos así,
en gallup,
gallup, new mexico,
en la mañana hicimos el amor,
me pidió perdón, me trató de honey,
me dijo que le gustaban los hombres con tatuajes,
que echaba de menos texas
y terminamos en la ducha,
donde le lavé el pelo,
un pelo que no había sido
lavado en varios días
porque ahí capté que a suzette
no le gustaba lavarse el pelo
ni depilarse las piernas,
y en phoenix,
donde paramos después,
me acuerdo que le afeité
con mi crema
sus dos largas piernas.

. . .

duró poco.
demasiado poco.
¿o duró más de lo que debió haber durado?
¿cuánto duran estas cosas?
éramos jóvenes,
tontos,
ella se deslumbró con los ángeles
y el clima y la gente de california,
nunca más usó sandalias,
le gustaban los hippies
y las canciones de joni mitchell
porque muchas veces le decían
you look a lot like joni mitchell.
pero suzette también se asustó
en los ángeles,
se aburrió,
teníamos un solo auto,
y mi familia no la quería,
no la querían nada,
no nos invitaban,
bastó una vez para que mi padre
la echara de su casa
por comer con la manos
y a pie pelado.
terminamos viviendo en hollywood,
en un motel lleno de inmigrantes,
de tipos sin afeitar y aroma a calzoncillos,
de prostitutas flacas,
de drogadictos de manga larga,
de hombres con tatuajes.
mala idea.

abandoné inglewood
y el trabajo
que me estaba esperando
en el international hotel
para vivir en un sitio más divertido
pero más peligroso.
suzette no quería trabajar,
tomaba mucho,
no se lavaba el pelo,
se hacía amiga de los chicos
que se arrancaban de sus casas
en el medio oeste para intentar
ser estrellas y terminaban
siendo cualquier cosa,
haciendo cualquier cosa por comida.
yo empecé a dejarme el pelo largo,
a fumar hierba por las noches
para dormirme.
nos gritábamos mucho,
vivíamos en una pieza,
íbamos a ver películas pornográficas
o cintas con peter fonda y nancy sinatra,
comenzamos a orinar juntos
en la ducha
cuando nos duchábamos
porque a veces ni nos levantábamos.
yo me conseguí, con contactos del army,
un trabajo en la cocina del
centinela valley community hospital.
suzette quiso celebrar su cumpleaños en waco
y se fue en bus.
se quedó dos semanas y me llamó
una vez, borracha.
volvió con un moretón en la cara

pero no le dije nada,
me puse a llorar al verla,
estaba tan enamorado,
o eso creía.
otra vez no volvió a la pieza,
nos agarramos en un restorán,
yo ya tomaba,
con ella tomaba,
nos gustaba tomar e ir a escuchar música.
una vez llegué temprano
y la vi besándose con un tipo en el lobby,
un tipo que se pinchaba droga.
la pegué.
ella me pegó de vuelta.
me dijo que no era él único
del hotel al que se lo había chupado.
la eché de la pieza,
lloré y llamé a mi mamá,
le dije que no le contara nada a mi padre.
suzette esa noche se quedó
con un chico nuevo
que era canadiense y tocaba la guitarra
y era colorín.
en la mañana desayunamos los tres.
suzette me dijo que el chico colorín
tenía un tatuaje en el pecho
y que se estaba enamorando de él,
que tocaba tan bonito,
le había cantado durante la noche
mientras yo la había dejado afuera,
sola.
dos o tres días después
suzette me robó dinero
y me dejó una nota,

ahí me di cuenta que yo escribía
mejor inglés que ella,
mal que mal, nunca había terminado el colegio.
me decía que se iba a waco,
se volvía,
llamé a su casa,
nunca llegó,
llamé todos los días,
no llegó en un mes.
al final apareció.
me dijo por teléfono que tenía
un gato y que había vendido
los caballos para tener dinero.
una vez me llamó y estaba tierna
y algo borracha
y tuvimos sexo por teléfono.
una vez la llamé y su hermano
me dijo que a suzette le gustaba el pico
y que ya no vivía ahí,
el padre la había echado por andar
con un soldado de color.
yo no sabía qué hacer.
dejé de llamar.
conocí a una chica mexicana
llamada rosa
que era mucama de un motel
en santa mónica con western,
dormí con ella un par de veces
en el mismo motel,
arriba de sábanas usadas
y me sentí mal porque sentía
que le era infiel a suzette.
rosa no era como suzette,
nadie es ni será como suzette,

nunca he vuelto a conocer
a alguien como ella,
nadie me ha hecho tan feliz
como ella en waco.
a veces he vuelto a ver
esa película del caballo en la televisión,
y me acuerdo de ella
y del cine strand en la calle austin,
a veces la veo en la calle,
o en bares,
chicas rubias, altas, con el pelo sucio
y las piernas más largas de todo el oeste,
pero no es ella.
a veces sueño con ella,
a veces me masturbo por horas
pensando en ella,
tratando de recordar su olor,
tratando de acordarme de las cosas
que nos hacíamos.

cuatro meses después
me llegó una carta de un abogado de dallas.
suzette quería el divorcio,
mi padre me prestó plata y yo contraté a uno
y todo se hizo por correo,
sin vernos,
todo fue limpio,
ella no me pidió nada,
yo le hubiera pedido que se hubiera quedado conmigo
porque aún hoy no entiendo
qué pasó,
en qué momento la cosa se echó a perder

o si todo estaba perdido antes de empezar.
yo creo que no,
que sí me quiso,
que yo sí la quise,
lo que pasa es que ella necesitaba más cariño
que el resto,
necesitaba más hombres,
necesitaba compartir,
era una chica libre,
abierta,
y yo no era más que un tipo de ñuñoa
criado en un colegio de curas
que no sabía nada
y que, de pronto,
ya sabía más de la cuenta
y quería empezar a olvidar.

barbara from pasadena

otra mujer, otra etapa,
la etapa barbara,
la etapa burguesa,
una etapa mejor,
creo,
pero con el mismo final.
todo al final termina,
es mentira eso que te dicen:
que toda experiencia sirve,
que uno aprende,
si aprendes entonces no deberías volver a equivocarte,
lo que uno debería aprender,
lo que aprendí,
¿te lo cuento?
todo siempre termina
y sales dañado al final,
sales dañado si no te atreves,
sales dañado si te lanzas,
el final es lo mismo,
todos sabemos el final
y no es demasiado feliz,
pero así no más es,
a veces no lanzarte es quizás mejor,
tampoco hay que engañarse,
no siempre hay donde lanzarse,
lanzarse a una piscina donde no hay agua
es un error,
lanzarse y no saber nadar

es peor.
ok, barbara.
barbara, barbara,
mi ticket a la salvación,
la mujer de mi supuesta vida,
la supuesta mujer de mi vida,
la mujer que mi padre aprobó,
la mujer que mi madre
quiso y admiró.
pero antes de ella
estuve yo,
yo parte dos,
¿o yo parte tres?

antes de ella,
entre ella y la otra,
entre barbara y suzette,
estuve dando vueltas,
viviendo el fin de los sesenta,
casi como si supiera que los sesenta
iban a ser luego los sesenta.
experimentando,
drogándome un poco,
tomando su resto,
mirando cómo todo ardía,
cómo mataban gente,
cómo los estados unidos se desangraba,
cómo los hippies se tomaban la calle,
todos paranoicos con charles manson.
vivía en elei,
en hollywood, primero,
en otro hotel,

de losers,
decrépito.
pasaba mis días comiendo
en las delis judías
de la calle fairfax,
comiendo sándwiches de lengua
porque me acordaba de chile.
trabajé en la cocina de otro hospital,
en una bomba de bencina en la calle vermont,
en la fábrica de los olmi,
con mi padre de jefe,
hasta que mi padre me despidió
por usar el pelo largo.
después me fui a vivir a mar vista,
cerca del mar,
de venice,
vivía en una pieza de una casa vieja
de un tipo mayor,
que tenía un perro ciego,
el viejo leía todo el día y
escuchaba música country
y casi no salía,
no le gustaba conversar,
me lo dijo una vez,
please don't talk to me,
i'm not interested,
you're not my son,
así que no le hablaba,
por suerte mi pieza tenía una entrada
independiente,
por el patio de atrás.
conseguí trabajo en otro hotel,
en otro hotel en la misma calle century,
cerca del aeropuerto,

el turno de la noche,
ahora como jefe de las mucamas.

pasé el verano del amor del 69
sin amor pero tirando con
mi vecina,
una chica de origen oriental llamada riko
a la que le decía rica,
y que era azafata de western.
por esos años, creo,
me hice amigo de un tipo,
edward patrick,
ed para los amigos,
que trabajaba en el hotel,
vivía por playa del rey,
íbamos a bares, a escuchar música,
el padre de ed y su hermano, dan,
vivían en vegas,
tenían una casa grande,
por desert inn road,
una calle llamada sombrero,
la madre de ed se había matado
en la piscina,
me dijo,
se abrió las venas y la piscina quedó rosada,
ni el padre ni el hermano trabajaban
en los casinos sino en restoranes,
la casa la compró la madre una noche
que ganó ciento cincuenta mil dólares
apostando,
era de cleveland,
pero se mudaron a esa casa en sombrero,

una casa a la que le sobraban piezas,
una casa no decorada,
vacía,
con alfombras blancas.
con ed empezamos a ir a vegas,
nos íbamos los viernes,
manejando por el desierto,
y comenzó a gustarme vegas,
me comenzó a gustar ese mundo,
los cuatro nos íbamos a tomar gratis
a los casinos,
a ver las luces,
a apostar,
a apostar nuestras vidas
y, puta, no siempre ganas,
eso lo sabemos todos
los que vivimos en vegas:
la casa siempre gana,
siempre,
siempre gana,
uno siempre pierde.

conocí a barbara en el beach ball club
en newport beach
a comienzos de 1972.
¿qué hacía yo en newport?
no exactamente mi mundo
y quizás aquí va la moraleja:
nunca es bueno conocer a alguien
fuera de tu mundo,
a la larga la gente fina te toma como
turismo aventura,

se están rebelando o algo,
pero las clases sociales existen
y existen en estados unidos tanto
o más que en otras partes.
barbara era fina,
era old money,
era de pasadena
y tenía amistades en newport beach.
yo estaba ahí
tocando con stan orlow
esa noche,
ya llevaba varios años tocando
congas,
jamming,
tocando en clubes,
era mi escape,
tocando en bares lejos del strip en vegas,
en venice,
en hollywood,
tocaba con gente que ni conocía,
llegaba y tocaba,
y así me fui armando algo
que me diera placer,
ya tenía claro que el trabajo
era trabajo,
la chamba era la chamba,
como dicen los chicanos.
la conocí esa noche,
en el beach ball club en newport beach,
de pronto me llega
una servilleta con una nota
de ella,
que me compraba un trago en el bar
durante mi break,

así que al break me acerqué al bar,
no sabía quién iba a llegar.
llegó ella,
barbara hunter,
y me dijo: i sent you the napkin,
no lo podía creer:
era grande, con un mentón duro,
pelo rubio lavado,
más bien corto,
se parecía un poco deborah raffin,
la actriz,
unos años después
vimos *once is not enough*,
una película basada
en un libro que le gustaba mucho,
y le dije: te pareces a ella,
y me dijo: sí, pero yo soy más dura,
menos fina,
y quizás sí, pero eso no la hacía menos guapa,
pero era maciza,
no gorda sino grande,
con manos grandes, pies grandes,
un metro ochenta y cinco,
espaldas que dejaban claro que fue campeona
de natación.
tenía cuatro años más que yo.
no dormimos esa noche
y creo que eso fue bueno.
tampoco me casé con ella a las tres semanas.
ella vivía en pasadena
pero su mejor amiga tenía un departemento
en la playa
y como yo tocaba bastante,
nos veíamos.

ella me besó mientras cruzábamos en el ferry.
le gustaba comer bien,
pescados y mariscos,
langostas,
comida francesa en restoranes chicos
de laguna beach.
ella siempre pagaba: don't worry,
me decía, me sobra,
heredé mucho.
barbara era viuda,
su marido, zack, había muerto en 1966
en un accidente en el harbor freeway.
ella estaba embarazada
y tuvo a su hijo tres meses después del accidente.
al chico le puso zack.
su marido también era rubio y no sólo tenía un seguro
de vida generoso, era hijo de un señor
que era dueño de decenas de edificios y predios
en san juan capistrano.
barbara quedó con dinero.
viajaba a las playas de méxico,
a jamaica,
conocía brasil y buenos aires,
había tenido un affaire con un argentino en punta del este
y estaba dejando de ver, cuando me conoció,
a un uruguayo que trabajaba
en una carnicería latina en el valle.
empezamos a vernos todos los días.
me invitó a la isla catalina.
en avión a san francisco,
íbamos a vegas
pero no nos quedábamos en la calle sombrero
sino en el mgm grand.
zack, su hijo, que tenía como seis años,

era bipolar y gordo,
obeso e hiperkinético,
tenía mucha energía y había que doparlo.
a veces quebraba ventanas,
destrozaba puertas.
zack vivía con sus abuelos paternos,
era criado por ellos.
barbara me lo dijo:
le recordaba mucho a su marido,
la ataba.
sentía que no era una gran madre y que
eso que tuviera problemas era demasiado
para ella.
me dijo que no le interesaba tener hijos,
que por qué no nos casábamos, y a lo más
veíamos cada tanto a zack.
me propuso, una vez, en hawaii,
que me hiciera una vasectomía
porque las pastillas la hacían engordar.
fui al doctor y ahí supe que no era necesario:
era estéril, no podía engendrar aunque quisiera.
no me deprimí,
de alguna manera me confirmó algo,
no tengo bien claro qué,
pero me dio una cierta libertad saber que nunca
tendría hijos o que, de tenerlos, serían de otro,
de un desconocido.
nos casamos en 1973,
después del golpe
de estado en chile,
en la casa de su madre,
en pasadena.
fuimos de luna de miel a miami beach.
a la vuelta nos fuimos a vivir a

una casa con piscina
y jacuzzi que compró en fountain valley.
ella me pagó un curso de contabilidad
porque ella era contadora aunque casi ni ejercía,
tenía su empresa de contabilidad con su hermana,
la hermana era la que hacía todo el trabajo.
ella tenía un cadillac y le gustaba ir a bailar disco,
me regalaba trajes de tercipelo
y zapatos con plataforma.
me hice ciudadano americano en 1975
en una ceremonia multitudinaria
en el ahmason center,
barbara mandó a hacer una torta
con la bandera americana.
ella me consiguió un trabajo como contador,
o administador-contador,
de un seminario,
en south pasadena,
el seminario fuller que formaba curas
que tenían dinero,
mucho dinero,
recibían muchas donaciones de los vecinos.
ahí la cosa empezó a fallar,
no sé qué pasó.
quizás tuvo que ver con tanto dinero que no era mío,
con que ella siempre quería comer afuera,
ir a los conciertos,
viajar,
irse fines de semana a palm springs.
me empezó a molestar que ella pagara todo.
mi sueldo en el seminario era poco,
mejor que en el hotel
o en el hospital,
mucho mejor,

pero no era para llevar esa vida,
esa vida de ricos.
una vez me dijo:
paga tú esta cuenta
y eran como doscientos dólares.
una navidad, yo le regalé un reloj
de unos ochenta dólares,
ella me regaló un rolex
de oro.
yo perdí el control,
estaba medio tomado,
quizás habíamos fumado algo de hierba,
pero me sentí mal,
me sentí emputecido,
y partí de la casa,
me fui no más,
fui vulgar y tonto,
le dije fuck you, merry christmas
y me fui a vegas,
a la calle sombrero,
y aposté y empeñé el rolex
y perdí todo el dinero,
aunque antes me compré varios
trajes como de cafiche, porque
eso me sentía,
un mantenido,
y me metí con una prostituta de alto vuelo.
nos reconciliamos y pasamos ese año nuevo
en reno.
le perdí perdón y me perdonó.
pero algo se estaba enredando,
algo estaba pasando,
zack no ayudó,
a medida que crecía

provocaba más problemas,
y barbara comenzó a tener más culpa,
sobre todo cuando murió la abuela de zack
de forma inesperada.
zack se fue a vivir con nosotros,
tenía diez, once años,
pero parecía de quince,
medía más que yo.
una vez me pegó y me dejó sangrando
y le pegué de vuelta.
error.
una estupidez.
pero lo realmente imbécil,
lo que llamo la maldición,
es que empecé a quedarme con dinero de los curas.
me apropiaba de algo, poco, o no tan poco,
todos los meses.
una vez saqué bastante y la invité a vegas,
al cesar's palace,
en avión.
a la vuelta me compré un cadillac celeste.
ella nunca preguntó,
nunca sumó dos más dos,
pedíamos champagne francés,
pagaba yo y ella me miraba orgullosa,
feliz,
nunca tiramos tan bien,
nunca tuvimos mejor sexo que ese fin de semana,
en vegas me gasté más de mil dólares ajenos.
el desfalco duró unos ocho meses,
robé más de diez mil dólares que se fueron en tonteras:
joyas, comidas, viajes, ropa,
algo de cocaína.
unos auditores llegaron sin aviso y auditaron.

me pillaron.
pedí perdón, los curas no creían en el perdón.
barbara tampoco,
me dio una bofetada cuando supo.
los curas decidieron procesar,
demandarme.
me declaré culpable porque lo era.
me enviaron a la cárcel.
todo me parecía un sueño.
barbara me fue a ver una vez para decirme
que no podía confiar en mí
y que iba a pedir el divorcio.
se lo di,
lo firmé en mi celda,
en la cárcel del condado de los ángeles.
esto fue el año 76,
el año del bicentenario,
qué huevada, ¿no?
¿cómo hice eso?
no sé, pero una cosa es cierta:
lo hice y creo que lo pagué.
uno paga,
no es un mito:
uno paga por la puta,
uno paga.

libertad condicional

uno siempre tropieza o vuelve a hacer
lo que se prometió no volver a hacer:
en mi caso, volver donde mi padre,
a la casa, que ya no era mi casa,
pero era la casa,
la casa de mis padres,
la casa de mi padre.
cuando ya te faltan treinta, treinta y cinco días para salir te llaman
y te preguntan dónde vas a vivir,
hay que tener una dirección,
mi papá ofreció su casa
porque me iban a pedir un lugar
y si tú no tienes dirección,
no te sueltan,
entonces uno tiene que ir forzado
donde un familiar o amigo,
ellos aprueban o pueden desaprobar,
depende si les parece un lugar digno, adecuado,
en el único caso donde no pasa eso es cuando
cumples toda tu condena,
no les importa dónde vas a vivir,
te puedes ir a un hotel de mierda,
a una pieza en el centro,
pero como yo tenía que hacer my probation,
mi libertad condicional,
y quería salir,
tuve que aceptar irme donde mi padre,
salir de prisión para volver a prisión,

claramente no era eso:
sería una falta de respeto pensar eso,
pero lo pensé.
lo pensé, lo pensé al momento de firmar,
de salir,
de llegar,
de estar,
tanto correr,
tantas vueltas,
tantos años y volver a lo mismo,
a los mismos códigos de siempre,
di esa dirección en orange county,
en el toro,
así se llamaba el barrio,
ese trozo suburbano donde vivían por esa fecha,
el sistema carcelario aprobó el cambio,
originalmente yo tenía que estar en elei,
pero pude lograr el cambio al otro condado
y volver donde mis padres a este sitio,
era un lugar nuevo,
verde,
limpio,
sin edificios,
sólo casas,
jardines,
calles anches
y nada,
pero nada que hacer.

entré a trabajar con mi hermano, con javier,
él tenía un car wash.
me iba en un bus para más al sur,

hacia mission viejo, a lavar autos,
cada tanto aparecía en la calle ridge route el oficial,
my probation officer,
que me vigilaba,
me hacía preguntas tontas que me llenaban de rabia y asco,
preguntas que debía responder con elegancia,
con energía positiva,
preguntas que debía responder correctamente
porque para él sólo había
un cierto tipo de respuesta:
la que él quería escuchar,
supongo que estuve un buen tiempo ahí,
dándole,
lavando autos,
viviendo con mis padres
con treinta y tres años a cuestas,
hasta que no pude más,
hasta que no quise más,
hasta que decidí escaparme,
lo único en que pensaba,
en lo único en que podía pensar,
era en reno,
en nevada,
en lake tahoe,
nunca había estado ahí, sí en vegas,
pero no sé,
estaba obsesionado por lake tahoe,
había visto fotos,
un programa en la tele,
era un sitio con montañas y lagos y nieve
pero también bares, casinos,
shows, música,
soñaba con lake tahoe.
no tenía plata,

debía pagar lo que debía,
no me quedaba nada, se me iba todo lo que ganaba en deuda,
ser joven y pobre es peor que ser viejo y pobre,
uno de joven necesita plata,
saber que puede hacer cosas,
tiene ganas, deseos, necesita gastar,
gastar toda su energía,
lo que ahora me parece normal,
a esa edad era horrible:
trabajar por trabajar,
tener una mierda de trabajo,
sentir que se te va,
que no avanzas,
portarme bien en el departamentito de mis padres,
mi padre viendo las noticias,
programas que no me interesaban,
mi padre apenas saludándome,
trabajar mucho, ganar nada, no tener un lugar,
no tener amigos,
no poder llevar a nadie a casa,
aunque tampoco tenía a quién llevar,
pajearse en la ducha con el agua bien fuerte y bien rápido
para que no se den cuenta,
para que no escucharan,
para no escuchar.
si se miden las consecuencias,
cuesta hacer las cosas,
te paralizas.
no medí las consecuencias,
nunca las medí,
quizás por miedo a entender qué podría pasar,
no sé,
la pensé y no la pensé,
como lo que hace todo el mundo:

la piensas y no la piensas.
si la piensas, no haces nada,
si no piensas nada,
no se te ocurre nada

fue como en un mes, sí,
dándole vueltas,
en el bus,
en la cama,
viendo mis opciones,
no, no me arrepiento,
debería pero no
me independicé, pude huir,
aprendí muchas cosas,
no todos tienen las mismas oportunidades,
no todos pueden o saben hacer una vida normal,
no todos quieren,
¿qué es normal?
yo estaba ahí,
en orange county con mis padres,
treinta y tres años,
1978,
disco fever,
cero futuro,
o un futuro que me aterraba,
pobre en suburbia o, lo que podía ser peor,
acostumbrado en suburbia.
no tenía el don de tolerar trabajar para no ganar,
no me parecía justo que el pasado pesara tanto,
que me arrastrara,
amarrara,
que no me dejara crecer,

probar, sentir,
la idea de seguir vigiliado,
condicional,
a prueba,
me superaba,
me supuraba.
entonces me empecé a llenar de ideas,
de bad ideas,
cuando uno es grande,
viviendo como niño,
en la casa de tus padres,
te llenas de ideas malas.

fue así: todo pasó el 78,
1978,
tu padre aún estaba en chile
pero ya habían llamadas,
tu padre estaba mal,
estaba claro que se venía,
que se volvía,
que estaba por dejar chile
y regresar a california,
eso me quedó claro
por lo que me contaba mi madre,
estaba preocupada, angustiada,
con esto que tu papá se volviera,
aunque fuera por un tiempo,
solo,
sin ustedes.
esto pasó en verano,
el calor te hace pensar en cosas,
el calor te hace hacer cosas,

cosas que no harías con frío,
abrigado,
el calor te calienta,
no te deja pensar con la cabeza.
cuando salí abrí un cuenta corriente en el wells fargo,
mi madre me pasó doscientos dólares para abrirla,
de regalo,
sin que se enterara mi papá,
poco a poco fui colocando dinero,
ahí depositaba mi cheque de pago.
con los cheques le pagaba semanalmente
la plata que le debía a bondsman,
al tipo que me prestó dinero
para la fianza,
para poder estar afuera y todo eso.
yo tenía cuenta de banco,
tenía chequera,
estoy hablando de otra era:
no había computadores, internet,
celulares, tarjetas ATM,
no era posible googlear a las personas.
ese año yo trabajaba en el lava-autos de javier
y los fines de semana como cocinero
en un arby's
que estaba frente a un tower records
donde a veces me quedaba horas
mirando discos,
mirando a los jóvenes,
una de las cosas desagradables de esa época es que
siempre tenía que mentir:
no podía decir qué había pasado conmigo.
en la cárcel aprendí a mentir,
porque si tú le dices a la gente the truth,
la gente no te va a contratar,

se van a asustar, van a tomar un paso hacia atrás.
mentía,
aprendí a mentir,
inventaba cosas, perfeccioné las mentiras,
empecé a pasarlo bien mintiendo, diciendo que era argentino,
pariente del che,
que era colombiano,
de una familia cubana que se radicó en virginia,
mil cosas,
que trabajé en el cine como eléctrico,
que fui leñador en washington state.
le mentía a las chicas,
en bares o en el laguna hills mall,
era fácil acostarse con ellas si les mentía.
muchas veces,
mientras dormían,
abría sus carteras y veía que se llamaban
leslie en vez de stacy,
sharon en vez de melinda,
y nunca tenían la edad que decían.

el 78 hizo calor,
calor seco,
sentía que la libertad me estaba saliendo
demasiado cara,
dos trabajos que no sumaban uno,
fui paciente y tipo julio, sí,
julio, saldé mi deuda,
no más quinientos dólares mensuales,
ahora tendría quinientos dólares extra y podría ahorrar,
pero ya no quería estar ahí,
ya no quería andar en bus,

no quería trabajar en esos trabajos.
cerca de donde estaba el car wash de mi hermano
había muchos dealerships de autos, compra y venta,
pero más de venta porque era un barrio elegante, nuevo,
que estaba partiendo.
incluso un poco más al sur, por el freeway,
en laguna niguel, estaba la mercedes benz,
donde trabajaba mi padre, ayudaba con la contabilidad
pero era una suerte de chofer elegante,
estaba ahí en caso de que alguien dejara un auto para arreglar,
pues ahí tenían un garaje de lujo,
y como en ese sector no hay taxis,
mi padre llevaba a la pesona de vuelta a su hogar u oficina
en un mercedes.
a tres cuadras del lava-autos de mi hermano
estaba este inmenso local de vidrio, con palmeras,
con decenas y decenas de cadillac nuevos,
radiantes, bajo el sol,
los veía todos los días pues la parada del bus estaba al frente,
caminaba por enfrente de los cadillac,
en la mañana y en la tarde,
me gustaban, los miraba,
salivaba,
esperaba el bus, sentando en el escaño, al sol.
andar en bus era lento,
aburrido,
eterno,
pasaban puntuales, así que si lo perdías
debías esperar 48 minutos,
la gente que andaba en el bus
se podían dividir en cuatro grupos:
los inmigrantes ilegales,
jardineros o pintores o maestros chasquillas,
que no tenían licencia,

o si la tenían
no tenían auto;
los ancianos, aunque casi todas eran ancianas,
que iban a dar vueltas al mall;
los locos o enfermos,
gente que hablaba sola,
o lisiados pobres,
gente que te deprimía al verla;
el último grupo era mi grupo,
hombres casi todos, con un pasado carcelario o de drogas,
gente que no tenía licencia,
no porque supieran manejar,
sino porque el sistema
se la había quitado por un tiempo
como castigo.
odiaba a los del bus,
odiaba a los ancianos,
me aterraba transformarme
algún día en uno de ellos.
me daban pena los mexicanos:
cómo aceptaban tan poco,
cómo aceptan ser humillados,
ganar tan poco,
ser tratados como ciudadanos de segunda,
me sentía un ciudadano de segunda
y eso que era un ciudadano americano,
no quería toparme,
no quería hablarle a los que estaban como yo,
en libertad condicional,
me parecían perdedores,
incapaces de corregir su camino,
tipos vencidos, varados,
en esos buses iluminados,
yo no quería ser como ellos,

no me sentía loco, lisiado,
no me sentía viejo,
quería ir donde quería ir,
no donde me llevaba el bus,
no quería seguir ese recorrido,
esa rutina.
entonces tuve la idea.
fue como amor a primera vista:
un cadillac,
uno para mí, uno para escapar,
para viajar por todas partes,
un cadillac cómplice, amigo,
aliado,
sentí que me hablaba,
que me hablaban,
una voz,
es la única vez que he sentido eso,
no estaba loco ni me estaba volviendo loco,
sí creo que se me mezcló la soledad,
la tristeza,
la inseguridad,
el odiarme,
el no estar contento conmigo mismo,
el pavor que me daba el futuro,
y escuché esa voz,
la voz:
te vas de aquí,
algo va a pasar, me dije, me dijo,
algo vas a hacer,
lo vas a hacer de nuevo,
señor, líbranos de la tentación,
pero ya estaba tentado, ya había tomado la decisión:
me iba a robar un cadillac,
no iba a seguir solo el resto de mi vida,

no iba a arruinar lo poco
que me quedaba de juventud,
no, ni cagando,
pasara lo que pasara.
me robé un cadillac azul de dieciocho mil dólares,
precioso,
un cadillac fleetwood del 77,
cero millas,
con cuero negro adentro.
el día antes me fui al laguna hills mall
a comprarme un traje sobrio,
gris oscuro, y una camisa amarilla pálida,
no quería parecer un tipo flashy,
sospechoso,
los trajes que tenía,
y que ya no me cabían porque estaba más gordo,
eran trajes de terciopelo rojo, o trajes con rayas,
todo era muy vegas,
muy tom jones,
entonces quise aparecer como un tipo de vegas
pero que no era del mundo del show
sino del business,
me aparecí en el dealership de los cadillac
tipo cuatro de la tarde,
con mi traje sobrio
miré varios cadillac pero, claro,
ya sabía cuál era el que quería,
trataba de observar a los vendedores,
quería ver si estaba el que yo
quería que me atendiera.
el que yo tasé como novato e ingenuo estaba,
se me ocurrió que era mormón
por su corte de pelo,
era corto pero no tan corto,

como alguien que está en el ejército,
en esa época no estaba de moda andar rapado,
este era un corte corto ordenado.
sabía que los mormones eran confiados,
el tipo me pareció mormón,
confiado,
eran buenas personas,
incapaces de imaginar
que uno podría aprovecharse de ellos,
eso hice: aprovecharme.
no tanto del vendedor,
aunque supongo que quizás lo despidieron
o le gritaron,
sabía que jamás le iban a pedir
al vendedor que pagara el cadillac
porque no tenía el dinero,
sabía que el local tenía seguros,
para qué te voy a mentir: si al vendedor lo despedían, bueno,
qué va shit happens,
si yo podía salir adelante con mi plan,
también era culpa suya,
no porque uno es mormón debe ser tonto,
el mundo real no es utah,
no puedes ser confiado,
el chico era joven
y el mundo no se le iba a venir al suelo,
podría empezar de nuevo,
mal que mal,
él no iba a cometer un crimen,
por lo que dejé de preocuparme
por este chico pálido y delgado
y me la jugué por mí,
por mi futuro,
por salir de ahí,

fuck it, let it roll
el tipo se me acercó,
lo primero fue seducirlo,
embaucarlo,
encantarlo,
le dije que trabajaba para paul anka,
en vegas,
porque paul anka prácticamente vivía en vegas,
tenía shows seis o siete veces a la semana,
le dije que estaba visitando a mi ex mujer y mis niños,
que mi hijo mayor estaba de cumpleaños
y que, nada,
estaba down, blue, con pena,
necesitaba un cambio,
le dije que tenía claro que
nunca iba a rearmar mi vida en california,
que me iba a quedar en vegas, trabajando con paul,
que quería volverme manejando,
por el desierto,
que me daba lo mismo perder mi pasaje aéreo de regreso,
necesitaba estar on the road again, como decía willie nelson,
el tipo sonrió,
el chico era mi tipo de chico,
le gustaba la música country,
teníamos códigos,
empecé a sentir el bond, el lazo, la conexión,
tú sabes, le dije, en vegas, hay que tener un cadillac,
no puedo tener una station wagon,
el chico se rió,
me empezó a mostar los cadillac,
me preguntó si deseaba *test-drive* uno,
salir a manejarlo por el barrio;
no, le dije, paul tiene media docena,
en todos los colores, los conozco bien,

sé que es el mejor auto del planeta,
el chico sonrió y ahí supe que debía atacar,
eran ya casi las cinco de la tarde,
seguíamos conversando,
ahora de kris kristofferson y johnny cash,
de nashville,
le dije que era una gran ciudad
a pesar de que nunca había estado en nashville,
pero seguimos charlando, como amigos,
pals, buddies,
la mayoría de los jefes grandes ya se habían ido,
entonces siento el high,
la adrenalina,
siento cómo se me para,
pero no se me para,
empiezo a mojarme, literalmente,
a llenarme de precum,
de moco, estoy todo lubricado,
pegajoso, slimy,
como cuando estás muy caliente y vas a eyacular pronto,
no sé, a veces me pasa:
por miedo, o cuando la emoción es mucha
y no la sé controlar,
pero no tiene que ver con sexo,
a alguna gente los ojos se le llenan de lágrimas,
yo me mojo como un caracol baboso,
me sentía eléctrico, ahí,
hablando de waylon jennings,
embriagado,
necesitado de seguir sintiéndolo,
estaba el terror de que te pillen,
pero también ves que está a punto de resultar
y nada está fallando,
el plan está funcionando,

todo avanza
y nos damos la mano,
le digo, fuck the taxi, fuck the plane, i'm driving back,
me lo llevo,
quiero estar en el desierto antes que esté oscuro,
quiero ver el desierto rojo y naranja
y le hago el cheque,
se lo lleno con cuidado,
mirándolo a los ojos,
conversando, hablando de vegas y recomendándole shows,
hoteles donde tienen los mejores bufés,
y él me cuenta que es nuevo,
que trabaja a comisión,
que esta comisión le viene del cielo,
que este fin de semana será bueno para él,
que se va a dar un gusto,
y me llena los papeles,
me pasa las llaves y me hace firmar,
sé que ya es mío,
que lo hice,
lo hice de nuevo,
me estoy saliendo con la mía,
puedo ser bueno para esto,
a veces uno sí tiene una segunda oportunidad,
ahora hay computadoras
para chequear las cuentas de los bancos,
el banco estaba cerrado,
ya era viernes,
estaría cerrado hasta el lunes,
el mormón o su jefe no podría confirmarlo
o enterarse
que no tenía fondos hasta el lunes por la mañana.
dos cosas podían pasar:
que el tipo desconfiara y me dijera:

nos vemos el lunes,
o que me lo diera para poder irme a vegas.
me lo dio ese viernes.
partí.
sin mirar atrás,
sin despedirme,
con lo puesto,
dejé mi ropas y mis pocas cosas donde mis padres,
puras cosas materiales,
cosas que no me importaban.
manejé horas y horas,
crucé la frontera,
la frontera de california y nevada,
estaba en otro estado
y mi delito ahora era federal,
ahora jugaba en serio
y me sentí el tipo más afortunado
y valiente del mundo.

starting over

al final me pillaron,
como tres años después,
viví en reno, vegas,
nueva orleáns,
viví con una tipa en nueva orleáns
que nunca quise,
nunca me quiso,
no vale la pena ni nombrarla,
nada peor que andar con alguien
que no te quiere
ni quieres.
lo que la gente hace para no estar sola,
lo que uno hace cuando está extraviado.
volví a reno,
tenía otro auto,
un tarro.
por error,
error mío,
casualidad,
me encontraron en reno,
me detuvieron por una luz quemada
y listo,
me miraron la licencia
y se acabó,
adiós a esa vida.
la cárcel,
encerrado una vez más.
¿qué se puede contar?

todo se ha escrito,
hay miles de películas,
pero quizás esto no lo tengas tan claro:
hay gente que se queda ahí toda la vida,
piden quedarse,
pero no le hacen caso,
entonces hacen algo que no deben,
adentro o afuera,
pero se quedan,
o regresan,
hay gente que no puede vivir afuera,
han sido criminales desde chicos,
están acostumbrados a estar adentro,
no conocen otra cosa,
sicológicamente afuera el mundo los aterroriza,
de verdad no pueden estar libres,
salen y vuelven.
y es lógico, si lo piensas:
adentro tienen para comer,
salen afuera y se mueren de hambre
o comen como las huevas,
adentro están alimentados,
con seguro médico,
están mejor que mucha gente,
puta, están mejor de lo que yo estoy ahora.
estar adentro es estar adentro,
se parece un poco al ejército,
tienes una disciplina,
yo nunca estuve en una cárcel de alta seguridad
que es donde se producen las mayores atrocidades
y, a la vez, donde se produce la mayor adicción,
en el sector que estaba yo
teníamos visitas de contacto,
podía abrazar a mi papá, a mi mamá,

donde estaba yo tenía visitas de contacto,
nos juntábamos en mesas en los jardines,
había comida,
yo podía abrazarlos,
aunque a mi padre le daba la mano
o esos abrazos donde realmente no hay contacto,
donde no hay ni piel ni roce.
la cárcel es rutina,
no es muy distinto a estar deprimido
y no querer salir de tu cama,
de tu pieza,
de tu casa.
tus amigos no son tus amigos,
es gente que desprecias o temes
pero debes convivir con ella,
la única diferencia, como te dije,
es que, incluso cuando estás en peligro,
estás seguro,
tienes comida, cama, ducha, techo, ropa,
tienes deporte, juegos,
tele, biblioteca,
hasta tienes posibilidades de tener un poco de dinero,
yo trabajaba en contabilidad,
me pagaban algo.
estar preso se parece a estar solo y pobre
pero sin miedo,
porque sabes que al otro día
todo seguirá igual.

el 82 u 83, creo,
conseguí trabajo por ahí, en el toro,
cerca de mis padres

en the good shephard,
que era una institución que enseñaba
a niños mentalmente retardados,
la señora de tu padre
fue la que me recomendó que fuera para allá
porque ahí no iban a preguntar nada.
yo trabajaba con la gente retardada,
los enseñaba,
los cuidaba porque había algunos que tenían retardo severo,
algunos eran niños,
otros eran mayores,
algunos no eran tan severos
pero todos eran personas que no podían estar en sus casas,
o que, la verdad,
no los querían en la casa,
ya sea porque era incontrolables,
o no tenían tiempo para vigilarlos
como corresponde,
o la familia no los quería ahí.
había uno que se encariñó conmigo,
ahora está muerto,
toby le decían,
tenía unos cuarenta y tres años en ese momento,
era severamente down,
y era muy difícil,
no se encariñaba con nadie,
me dijeron cuando me colocaron en ese dormitorio
que tuviera cuidado,
que le hablara mucho,
pero que mantuviera una distancia
porque le daban ataques de rabia,
tenía un temperamento
y luego se pasaba días sin hablar.
yo empecé a conversarle y siempre le echaba bromas

y nunca respondía con nada.
un día hice una broma
y tuve una pequeña sonrisa,
abrí la puerta,
un día traje mis cd's
y le puse música y le gustó eso,
estuve un rato y me iba a ir,
se acercó enojado para que no lo dejara,
lo correteé de vuelta y de ahí se hizo amigo mío,
se entregó,
conectamos,
cuando me veía llegar me abrazaba.
la madre de toby tenía mucha plata,
él nunca había ido a ninguno
de los viajes que se hacían ahí,
viajes de excursión,
paseos,
nadie quería llevarlo porque era insoportable,
no podías meter tu manos al fuego por él,
tenía la mecha corta,
podía estallar en cualquier momento,
pero conmigo él se encariñó,
toby me quería
y yo empecé a quererlo de vuelta,
esto fue inesperado,
impensado,
yo ya tenía claro que nunca,
nunca me iba a encariñar,
a enganchar,
a sentir algo por otra persona,
pero toby era como un hijo,
un hijo que sólo daba cariño,
que no pedía nada excepto cariño
de vuelta,

y eso podía darle.
un día su madre, una señora mayor,
viene a visitarlo
y me dice:
«carlos, mi hijo tiene el corazón malo,
un día se va a morir,
se va a morir antes que yo,
quiero que haga un viaje, que salga,
que haga otras cosas,
yo voy a pagar tu viaje,
the good shephard te va a dar tus vacaciones
y yo te voy a pagar el viaje
y ellos te van a pagar tu salario,
porque hay esta gira,
van a ir a yosemite,
el parque nacional,
por una semana y media,
si tú lo acompañas,
si aceptas ser su chaperón,
te encargas de llevarlo y cuidarlo,
te lo agredecería por el resto de mi vida».
nos fuimos en un bus,
nos quedamos en buenos hoteles,
cada niño iba con los padres o con un chaperón,
pero ella era muy viejita para hacer el viaje y,
además, él casi no la conocía a ella,
pero conmigo se encariñó,
toby me quería,
me decía «dad»,
papá,
me decía papá y olía a talco.
fue lo más grande, fue una oportunidad tremenda,
todavía me acuerdo del viaje,
los árboles gigantes,

el géiser,
las caídas de agua, los hoteles.
cuando yo me fui de ahí,
de the good shephard,
me tuve que despedir de toby,
sufrió mucho,
yo le había dicho,
lo había preparado porque había que hacerlo,
le dije que tenía que dejar el trabajo
por una buena oportunidad,
pero que no se preocupara,
que cuando yo pudiera lo iba a ir a visitar,
que siempre estaría pensando en él,
que lo llevaría en mi bolsillo.
después me dicen que murió,
más adelante supe que había muerto,
yo estaba en san mateo,
y eso fue.
eso me ayudó a pasar el año ese, no sé,
lleno de pena pero tranquilo,
como incapaz de querer o poder cometer un error,
un desliz,
un delito,
no me interesó ni tomar ni salir,
sentí que me quedé
como en un duelo largo,
pegado.

adrift

te puedes mover mucho cuando
nada te ata,
nada te ataja.
estuve por todas partes:
east-west,
de aquí para allá,
de costa a costa,
deambulando,
explorando,
north by northwest,
south by southwest,
de allá para acá,
criss-crossing, on the road,
every which way but loose.
nadie me buscó no más.
no estuve escondido,
aterrado,
a la sombra.
me estuve moviendo,
me desplacé para todas partes,
nunca paré.
¿perdido?
nunca estuve perdido,
me parece casi insultante,
no soy un niñito que se perdió
en un centro comercial antes de navidad.
yo no me perdí,
no soy un perdido.

no, nunca me he sentido perdido en ese sentido,
sin norte, adrift.
yo siempre tuve claro lo que quería,
dónde quería estar,
quería estar lejos,
quería ser libre,
quería viajar y vivir liviano.

después que salí de chino,
el 82,
cuando estuvimos juntos,
¿te acuerdas?,
me quedé en el toro,
en orange county, en california,
en el departamento de mis padres,
i was working at the good shepherd lutheran home,
un hogar para niños con *learning disabilities,*
eso fue hasta abril del 84.
hablamos de eso, ¿no?
ese año, 1984,
el año de los juegos olímpicos de los ángeles,
me cambié de pega,
conseguí trabajo en el recién inaugurado
ritz-carlton en laguna niguel,
frente al pacífico,
de hecho me tocó abrir el hotel,
estar en la marcha blanca,
trabajé como un assistant executive steward
hasta diciembre del 84,
hasta que me ofrecerion el puesto
de executive steward en el dunfey hotel,
un viejo hotel clásico y señorial,

en san mateo,
al sur de san francisco.
pasé la navidad del 84 solo en san mateo,
en un studio-apartment vacío,
cerca de la bahía,
estaba libre,
con trabajo,
con una tv a color y viviendo sin mis padres.
me sentía grande,
adulto.
en tres meses iba a cumplir cuarenta.
cuarenta.
the big four o.
¿te digo cómo funciona la cosa?
uno cumple treinta y tres, de ahí treinta y siete, cuarenta
y de ahí,
sin captarlo, captas que siempre es diciembre,
siempre llega el año nuevo sietes meses después del anterior,
y aunque no quieras cumplir,
aunque no celebres,
los cuarenta se transforman, pestañeando, en cuarenta y
ocho y de ahí,
tres días después, cincuenta y cinco
cincuenta y cinco no es tanto pero cuando uno tiene
cincuenta y cinco no tienes veintitrés, *bud,*
uno cumple cincuenta y cinco y llegas a los sesenta y tres
y ya eres viejo,
por bien que te veas,
y yo me veo viejo, lo sé,
no veo bien.
sigo:
en el dunfey hotel mi responsabilidad era supervisar a
todos los trabajadores de la cocina,
que el departamento de banquetes tuviera todos

los elementos que se necesitaban para cumplir sus funciones,
i worked there hasta marzo del 86,
continué tocando music on week-end nights,
los fines de semana tocaba música
en un bar de palo alto
plagado de estudiantes de stanford.
el año 86 me transfirieron al omni hotel,
en baltimore, maryland,
al otro lado del país,
ambos hoteles eran de una misma cadena,
me ofrecieron ser executive steward
aunque el sueldo era el mismo,
la idea de alejarme,
de vivir en baltimore,
que tiene tanta historia,
y tanta música y lugares nocturnos,
me atrajo,
tampoco tenía muchas pertenencias.
tomé un avión y partí.
en baltimore tuve
la última conversación telefónica con mi padre.
en baltimore, usando tus palabras, «desaparecí».
no volví a llamar,
no me llamaron tampoco.
fue un día sábado, llamé para saludar,
quizás por cumplir,
para saludar, como se dice.
como un mes o algo más
había estado en la casa de ellos,
mi padre cada vez más flaco,
cadavérico,
con ese aparato en su garganta,
que lo hacía verse más robótico,
más inhumano.

les llevé de regalo un aparato de vhs,
sony,
el mejor,
y una caja de vhs vírgenes.
ese año, 86,
era el año del mundial
de fútbol
que se iba a realizar en méxico,
y la idea era que mi padre
pudiera grabar los partidos
para reverlos, o dejarlos grabando
en caso de que tuviera que estar en el hospital.
mi padre miró el aparato:
siempre gastando más de lo que tienes.
callé, no le dije nada, me guardé
mi respuesta,
pero las respuestas no se pueden guardar,
no desaparecen,
se sienten en el estómago,
te aprietan,
te envenenan por un rato
y, a veces, lo que es peor,
se te meten a la sangre.
le enseñé a mi padre a grabar.
los iba a invitar a un restorán
pero era muy complicado para mi padre comer.
fuimos al mall,
a fashion island, que mira al mar,
dimos unas vueltas.
vimos un programa en la televisión hispana,
el programa de raúl velasco.

llamé de baltimore para saludar,
estaba empezando el invierno,
hacía frío.
yo vivía en un departamentito
de un ambiente
que miraba una muralla de ladrillo
en hargrove alley,
cerca de la estación de tren.
llamé a california, tres horas menos,
y de pronto la cosa estalló,
sin aviso,
los insultos,
aunque mi padre se vanagloriaba de
que no insultaba,
que no usaba garabatos,
lo que es cierto.
pero me hirió igual.
no me dijo nada que no supiera,
pero algo pasó ese día,
algo hizo clic.
tiré el teléfono lejos,
por suerte cayó en un sofá,
si no se hubiera hecho trizas.
agarré mis cosas,
y me fui al puerto,
a respirar el aire marino.
caminé por el waterfront,
no hacia la parte donde estaban los hoteles
y que estaban tratando de limpiar,
caminé hacia el sur,
por las bodegas abandonadas,
de noche,
oliendo el orín,
la sal,

los pescados,
caminé pisando las jeringas,
lleno de rabia,
de sentimientos oscuros,
con serias ganas de agarrar a combos
al primero que me mirara mal.
terminé en little italy,
en un bar al que nunca había ingresado
y pedí gin, gin and tonic,
pedí uno,
pedí dos,
pedí tres,
sonaba música de dean martin,
y de pronto recordé el stadio italiano,
y le pedí, al barman, en italiano,
algo para comer.
me preguntó mi nombre,
de dónde era.
le dije que de bari,
porque de ahí eran los olmi,
pero que me vine de italia de piccolo,
a los ocho años.
has regresado, me preguntó,
y ya estaba menos enojado,
y le dije: no, nunca,
americano, i'm an american now,
i just like the food.
se rió.
¿la familia está allá?, preguntó el barman.
yo era el único cliente del bar a esa hora,
no, le dije, murieron,
murieron todos,
ya no tengo familia, ni aquí ni allá.
lo siento, me dijo.

no, nada que sentir,
murieron hace mucho tiempo,
murieron en un choque de un tren,
una tía me trajo a américa y aquí estoy.
¿otro gin?, me dice.
otro, le dije.
stanley, me dice, welcome to guido's.
franco, le respondi, franco.
salí tarde del bar,
el aire frío del mar se sentía bien.
pensé: capaz que vomite,
o termine con un dolor de cabeza
mortal.
caminé y caminé,
en esa época era más delgado,
el asma no me atacaba tanto,
y me hacía bien,
me gustaba caminar, a solas,
por calles vacías, pensando.
¿franco?
¿franco?
¿de franqueza?
pensé: si me cambio de nombre,
si soy otro,
¿si dejo todo y me convierto en otro?
llegué a mi departamento,
eran como las cinco y media
de la mañana.
me estaba sacando los zapatos
cuando sonó el teléfono.
sonó y sonó.
eran ellos, era mi padre.
lo pensé,
lo pensé mucho,

sonaba,
me acerqué,
sonaba,
¿contesto?
¿quiero contestar?
¿quiero volver a la puta dinámica
de siempre?
sonó de nuevo.
contesté.
may i speak with franco?
uh... who is this?
this is stanley, from guido's,
the bar.
hola, le dije, sorprendido.
what's up?
dejaste tu billetera,
se te cayó, estaba en el baño.
encontramos tu número adentro,
un tal carlos.
ah, my roommate, le dije.
me pasó su tarjeta,
ahora que trabaja para el omni
tiene tarjeta.
abrimos mañana a las doce.
great, le dije.
desenchufé el fono.
me dormí, vestido.
desperté dos días después.
llamé al hotel,
estaban emputecidos,
pero le dije que tuve un ataque
al hígado.
fui a guido's,
recuperé la billetera,

fui a ver al dueño de la mierda
de departamento,
cerré el acuerdo,
le pagué un mes adelantado.
me fui al hotel,
pedí disculpas,
ofrecí trabajar unos turnos de noche.
arrendé una pieza en el centro,
en el congress hotel
de la calle franklin,
al lado de los teatros abandonados,
un hotel inmenso,
precioso,
para perdedores,
donde se pagaba una miseria por semana
para vivir en algo parecido a la miseria.
el barrio claramente
había visto mejores días,
tal como yo,
y era raro regresar
a un sitio parecido
a como había partido:
los flophouses de hollywood.
pero ahí,
en ese barrio,
en esa pieza anónima,
me dije:
ahora o nunca.
dije ahora.
no sería franco,
no sería otro,
sería yo pero otro yo,
no más teléfonos, no más cartas.
nunce supe de ellos,

ni ellos de mí.
no pasó más:
trabajar, comer, ir a esuchar jazz,
mucho alcohol,
una chica que me dijo que no,
pero todo bien,
todo estaba más que bien.

como al mes y medio
la suerte me sonrió.
la compañía me transfirió al
omni hotel en miami.
empecé a gozar de la vida de florida,
me sentí a gusto en el trópico,
me gustaba el clima,
cuando llovía con calor
me gustó,
no le dije nada a nadie de dónde me iba,
no tengo que andar pidiendo permiso,
una familia te ata,
te vigila,
opina
te obliga incluso a perdir permiso,
si te matas, sufrirán,
si vas preso, sufrirán,
si no tienes hijos, sufrirán,
las familas no saben otra cosa que sufrir,
es la manera que tienen para de vez en cuando
parar la angustia y creer que son felices.
me fui a florida,
me fui al sur,
manejando.

tampoco tenía a quien decirle la verdad:
ya estaba empezando a ser alguien,
that keeps to himself,
alguien que solamente cuenta consigo mismo.
i was already, at that point, i guess,
my own best friend.
my only true amigo,
i gotta admit that i enjoyed my company,
era capaz de estar bien.
la gente de los hoteles omni sabían dónde estaba.
sabían perfectamente dónde estaba:
estaba en miami.
en miami, florida,
pero ese hotel estaba algo condenado
pues estaba en un barrio
que se estaba yendo al desagüe,
al norte del centro,
así que cuando llegué,
conversando con el manager,
que me dijo que no tenía mucha gente
y tendría que trabajar todos los fines de semana,
le dije que me diera veinticuatro horas para pensarlo.
lo pensé.
di vueltas por miami,
fui a la playa,
todos los ancianos y la decrepitud
de south beach.
volví al hotel y le dije: no, gracias.
compré el diario,
me conseguí un trabajo
como shift manager para un pizza hut,
me quedé en miami,
en un departamentito por hialeah,
fue por esa fecha,

si lo pienso,
que los del omni dejaron de saber de mí.

i also begun to play music a lot
en unos bares
de fort lauderdale, hollywood, deerfield beach,
sitios playeros donde tocábamos hasta altas horas,
sobre todo en el verano,
tocaba congas,
me gusta tocarlas,
nada como el ritmo,
sacarle el ritmo a esas congas
y a mí mismo.
estuve a cargo de ese pizza hut hasta 1990,
ese mismo año postulé
a un trabajo
que vi leyendo los clasificados
del *miami herald*,
se trataba de un puesto como kitchen manager
en un senior citizens assisted living resort
en boca ratón
lo tomé,
me tenía hastiado el queso y el pepperoni.
me pusieron a cargo de la cocina,
de hacer que los cocineros
prepararan lo que los nutricionistas
programaban para los viejitos,
eran ancianos adinerados.
el resort tenía piscinas, golf,
palmeras.
lo malo es que muchos se parecían a mi padre,
se vestían igual,

con pantalones a cuadros,
con colores pasteles.
boca ratón es para ricos,
así que me fui a vivir a un departamento
con unos roommates
en pompano beach, ni tan lejos.
a uno lo conocía del omni,
era y no éramos amigos,
a veces veíamos partidos de football
pero me siento más cómodo viviendo solo,
tienes más libertad,
te sientes menos observado.
me quedé por esa zona hasta el año 92,
esa fue mi mejor etapa musical.
a través de un amigo de un amigo de un amigo
fui parte de la banda de eric burdon,
nada menos,
el de la banda inglesa the animals —me regaló su libro:
i was an animal—, el mismo de temas
como *house of the rising sun,*
we got to the get out of this place
y *do not let me be misunderstood,*
todos temas que había escuchado en elei,
temas cuyas letras había memorizado.
estuve con él y su gente de gira
por casi tres semanas,
durante un húmedo mes de noviembre de 1990.
recorrimos buena parte de florida:
jacksonville,
tampa,
fort lauderdale,
toda la *redneck riviera,*
incluso estuve para la inauguración
de pleasure island en disney world,

en orlando.
entre el 90 y el 92
me uní a big mama blu and the no regrets band.
big mama blu era una extraordinaria cantante de blues
afroamericana,
que ya tenía sus años.
ella se juntó con wesley wright,
que había sido lead guitar para miami sound machine,
juntos formaron una banda de rhythm and blues
con el buen nombre
de the no regrets band,
tuve la suerte de ser seleccionado para tocar percusión
para ellos,
nos transformamos en una de las bandas
más populares de lauderdale entre el 1990 and 1992,
tocamos en un montón de festivales,
a classic rock radio de miami
transmitía en vivo nuestras tocatas
desde el local de cheers todos los viernes,
me pagaban entre cien y trescientos dólares la noche,
depending on the gig,
big mama era *big* y sufría de retención de agua,
al final pesaba más de quinientas libras,
murió de un ataque al corazón en 1994.
en noviembre del 92
abandoné el continente por los cayos.

fui contratado por el dueño del tiki-bar,
en el cayo marathon,
para tocar percusión con distintas bandas regulares
como caribbean breeze o the florida straits band,
que circulaban por the keys.

en marathon ingresé al holiday inn,
para tener un trabajo diurno,
ahí encontré a una señora sola que tenía un condo,
necesitaba un roommate,
nos llevamos bien.
yo tomaba mucho, mucho.
un día me caí en el baño
y me corté la ceja y ella me ayudó,
me curó.
ella tenía unos setenta,
quizás más,
y me dijo: o dejas de tomar
o te vas de la casa,
no eres alcohólico pero lo vas a ser.
me secó, me puso un parche
y me llevó a mi cama
donde me dormí.
la mujer se llamaba claire
y era de saint louis.
era mayor, delgada,
pelo blanco, corto,
bronceada,
la piel de los brazos le colgaba
pero le daba lo mismo,
siempre tenía los brazos a la vista,
para que estuvieran cerca del sol.
yo estaba en mi cama,
desnudo,
con dolor de cabeza.
llegó con una toalla húmeda,
me tapó los ojos,
puso las manos bajo las sábanas
y me masturbó,
lentamente,

cuando acabé
fue al baño a lavarse las manos.
al día siguiente fui a un bar
y pedí un jugo de cranberry.
no he tomado más.
desde ese entonces,
desde ese día,
nunca más.
esa noche llegué a la casa
con una caja de hawaiian punch,
claire me abrazó y me dijo:
ojalá kevin hubiera hecho eso.
quién es kevin, le pregunté,
mi hijo,
tomaba mucho,
asaltó una botillería,
le pegó a una mujer y le voló
sus dientes.
murió, le dije.
no, está preso, en virginia,
debe estar por salir.
tienes contacto con él, le pregunté,
cortamos todo lazo,
me dijo,
es más sano,
para los dos,
a la gente le cuesta cortar.
¿lo echas de menos?
no, me dijo, te tengo a ti,
por un tiempo,
tampoco tengo tanto tiempo,
seguí con mi pieza,
y mi baño,
seguí pagando mi parte

pero cada tanto,
o bastante, me iba a la pieza
de claire,
y dormía con ella.
me gustaba darle placer,
acariciándola ahí
con mi lengua
y le gustaba.
me daba tinas y me jabonaba,
me compraba ropa,
discos,
compró vaselina porque le dolía,
fue algo muy intenso
que nadie hubiera entendido,
regábamos el pasto cuando ya el sol
se había escondido,
ese olor, el olor del trópico,
me recuerda a claire.
yo ya estaba medio gordo,
cojeando un poco,
ya no era joven,
ya no tenía pelo,
no tanto,
pero con ella me sentía
como en waco,
como en el ejército,
como cuando estaba partiendo.
poco a poco me acostumbré
a ella, a su cocina,
a sus revistas de moda,
me empezaron a gustar
sus programas de televisión,
las canciones de doris day,
ver the golden girls en la tevé,

esa casa en los cayos ha
sido mi mejor casa,
mi mejor hogar.
la belleza es algo relativo,
hay muchas chicas jóvenes no tan bellas,
hay muchas chicas que son bellas porque
son jóvenes.
claire era bella,
tenía más de setenta,
en esa época me parecía que era mucho,
pero ahora estoy por tener esa edad
y me gustaría que una chica de cuarenta
quisiera dormir conmigo.
me quedé ahí
en el cayo marathon,
rodeado de agua,
desde el 93 al 97,
en marathon tuve mi primer celular,
de esos inmensos y pesados,
mi dirección esos años fue
137 coco plum drive,
marathon, florida 33050.
me quedé en los cayos hasta marzo del 97,
cuando jess, el manager del hotel,
me transfirió a un holiday inn
que estaba en morgantown, pennsylvania,
en calidad de rooms division manager.
le conté a claire,
ella ni lloró,
me dijo que nunca había esperado
conocerme y que se sentía afortunada,
fuimos a key west a celebrar
su cumpleaños setenta y cinco
y comimos langostas y

ostras fritas.
esa noche dormimos separados,
al día siguiente partí,
rumbo al norte,
a una nueva etapa.
en la parte de atrás de mi auto
tenía unos bongós caros,
de primera,
que ella sabía que quería.

morgantown no era el paraíso,
it was no life's-a-beach gig
morgantown está como a cuarenta y cinco millas
al oeste de philadelphia,
which is a good town,
en morgantown me tocó trabajar con brian solimano,
my old general manager de marathon,
en los cayos
brian me enseñó a ser
un buen manager de hoteles y moteles,
con él aprendí y le debo harto.
ese hotel es manejado por una empresa llamada gf,
que tenía una serie de hoteles y moteles
y de todas las franquicias
por toda la costa este.
una vez que logramos enderezar y sacar adelante
el puto holiday inn de morgantown,
gf decidió enviarnos a cape may,
new jersey,
a un hotel de lujo que acababa de comprar,
un hotel pequeño,
para fines de semana y verano,

que estaba frente al mar,
así que partimos, brian y yo, al atlántico,
brian era el general manager y yo el agm,
el assistant general manager.
me quedé en cape may hasta el 99,
dos años,
bastante,
al año brian se fue
y me nombraron general manager.
el 2000 brian me recomendó a un conocido de él,
un iraní, jason rahmani,
que tenía su centro de operaciones en denver.
rahmani manejaba muchos hoteles en colorado
y en el centro-centro de los estados unidos,
michael me dijo que necestiban un resident gm en denver,
ah, un resident gm es un general manager que vive on the
premise,
es decir, vive en el hotel,
está ahí, de alguna manera, 24-7,
las veinticuatro horas, los siete días de la semana,
desde el 97, creo, que sólo acepté puestos como resident,
es decir desde el 97
que he vivido en los mismos moteles donde trabajaba.
el año 2000 me fui en mi auto
de new jersey a denver
para integrarme a las filas de american motels and hotels,
la empresa de jason, el iraní.
ahí me tocó trabajar con cindy sternhagen
en un compound de tres hoteles holiday inn
en un barrio industrial de denver
llamado denver tech center.
jason confió en mí y me subió de puesto
al de trouble shooting manager
de los veintiocho locales que tenía en colorado,

wyoming y south dakota.
un trouble shooter es en el fondo un tipo
que tiene que arreglar y solucionar problemas rápidos,
debe estar alerta, dispuesto a moverse,
instalarse donde sea,
cuando sea.
por ejemplo: en mayo del 01, jason me envió
a rapid city, south dakota,
a vender el days inn que tenía ahí,
estuve dos semanas y lo vendí a un tipo de bangalore,
un mes después me llamó mi amigo brian para ofrecerme
algo que no pude rechazar:
administrar un motel best western
en northampton, massachusetts,
que estaba en serios problemas.
así que me fui a massachusetts.
saqué adelante ese best western
y luego me fui a worcester, hacia el este,
a vigilar una renovación
de otro best western,
en febrero del 03
me llamó jason para preguntarme
si me atraía volver al oeste. me ofreció
solucionar un motel en cheyenne, wyoming.
así que agarré mi auto,
manejé dos mil millas hasta cheyenne,
en cuarenta y cinco días tuve ese quality inn bajo control.
entonces opté por quedarme con el iraní,
me ofreció varias cosas, una tras otra,
me hice cargo de supervisar
la transformación de un holiday inn
a un ramada inn en fort collins, colorado.
la última semana de mayo del 03,
jason me pidió regresar a denver para ayudarlo a administrar

un days inn que estaba cerca del centro,
en el barrio latino.
fue ahí donde me encontraste en junio de 2003,
¿te acuerdas?

contar

¿vida interior?
claro que tengo,
uno tiene una vida incluso cuando no tiene vida,
¿qué es una vida?
nada peor que comparar,
ya no comparo,
ya no me comparo,
además sé que es injusto
porque hay tanta gente que supuestamente
tiene más que yo y apenas aguanta,
apenas lo soporta,
apenas se soporta.
tuve mi etapa suzette,
mi etapa barbara,
pero eso no implica que no existí,
antes o después,
tus parejas no te definen,
al menos no me definieron a mí.
una mujer que quiso algo más de sexo,
cuando todavía pensaba que el sexo me podía ayudar,
me dijo que nunca me había enamorado.
quizás es cierto,
quizás,
no creo,
creo que con suzette pasaron cosas.
quizás eso fue todo lo que pasó,
cosas.
uno existe cuando no está enamorado,

casado,
emparejado,
uno existe igual,
uno existe de verdad,
quizás uno existe más,
porque todo se siente
a solas,
no estás en medio de una histeria,
de mareos químicos,
de alteraciones biológicas,
y nadie está ahí para ayudarte,
para escucharte,
no tienes a nadie para comprobar que existes.
una vez, un tipo, en los cayos,
me lo dijo:
al final, amar tiene algo de mentira,
es una idea, más allá de que creas que no lo sea,
uno cree que ama pero en el fondo
amas que te amen de vuelta,
o amas lo que te imaginas que amas,
amas lo que te gustaría amar,
amas lo que no tienes y te gustaría tener,
quizás por eso luego captas
que amaste o fuiste amigo o te acostaste
con alguien que desprecias,
con el cual no tienes nada que ver,
en la que no confiarías jamás,
ni por un minuto.
si eso es así,
¿cómo se explica que haya sucedió algo antes?
no sé,
a veces pienso
que no es más que
la soledad lo que te empuja,

lo que te lleva a buscar otro.
ahora estoy solo, sí,
mi vida es, desde otros ojos,
un poco patética, lo sé.
nada salió como quise,
estoy peor de lo que jamás imaginé
y, a la vez, no todo es tan malo,
tengo algo de energía,
tengo algo de salud,
nada de dinero, pero puedo vivir,
vivir digno,
básico,
pero como tengo luz, tengo agua,
tengo auto,
no puedo tener lujos.
sé que los que lean esto podrán decir:
dios, qué vida,
qué soledad, qué desastre,
a ellos les digo: sí,
a veces se siente la soledad,
a veces te aplasta, pero ya no lloro,
salgo a caminar,
enciendo la tele,
¿si prefiero estar como estoy ahora que a los treinta?
sí, claro que sí,
ya no estoy preso,
ya no me siento en una celda,
estoy solo, sí,
pobre, jubilado, sin nadie,
trabajando en una mierda,
pero estoy libre,
no estoy perdido,
no estoy escondido,
tengo contacto con mi gente y ya ves,

aquí estoy,
contando esta historia,
contándote mi historia.
raro: no sé por qué pero me siento más libre,
liviano,
me siento menos solo,
me siento más joven,
casi me dan ganas de empezar de nuevo,
pero uno sólo tiene una vida,
quizás tiene muchas historias,
pero una sola vida.
veamos qué pasa,
veamos qué pasa.

IX. El Valle de la Muerte

encuentro en el desierto

1

Durante el primer semestre de 2008 regresé a California. A Los Ángeles. Hay hábitos díficiles de quebrar. Este vez no fui de paseo, o a ver a mi padre o a mis parientes, o a promocionar un libro. Esta vez fui a enseñar. Fui invitado al departamento de Spanish and Portuguese de la Universidad de California, Los Ángeles (UCLA), a enseñar —en castellano— un curso para graduados («literatura y cine latinoamercano del siglo 21») y otro para subgraduados. Fue una invitación caída del cielo, generosa y estimulante. Dije que sí. Fueron dos cursos que, en una decisión apresurada, los junté en un agotador día jueves de más de doce horas. Lo bueno es que tenía todo el resto de la semana libre para escribir. Tenía muchos proyectos: algunos cuentos; la escaleta de una novela-en-gestación; supervisar el montaje de un cortometraje barato por iChat; y terminar de recopilar y editar *Mi cuerpo es una celda*, la «autobiografía» de Andrés Caicedo.

Entre mis proyectos no estaba *Missing*, no estaba este libro.

Ya no quería hacer este libro.

Lo único que quería era liberarme de él.

——— ———

Dentro de mis planes californianos estaba aprovechar la cercanía y ver a Carlos, que ahora vivía a cinco o seis horas de Los Ángeles, en Las Vegas, Nevada. Pero verlo porque sí, porque era mi tío, verlo por cariño y amistad, porque es lo que corresponde cuando uno encuentra a alguien que estaba perdido, escondido, lejos. Sabía que lo vería un par de veces durante mi «etapa UCLA», ya fuera en Los Ángeles o en Las Vegas o quizás en algún otro sitio. Tenía algo que contarle. Lo que quería informarle era que el libro se anulaba, que fue bueno mientras duró, que esas conversaciones en Denver, y esa road-movie a Cheyenne, Wyoming, donde Carlos no paró de recorrer los pasadizos de su memoria, habían sido algo intenso, electrizante y poderoso pero que, al final, todo eso iba a quedar donde se quedan ese tipo de conversaciones: en autos, en cafés, en livings poco iluminados, en bosques o parques o playas. Lo que Carlos me había contado seguiría, por siempre, dentro de mí y, supongo, flotando por la atmósfera. Después de un par de años me quedaba claro que esas palabras no necesitaban terminar impresas para validar que fueron importantes.

— — — —

Al despegar de Denver ese agosto de 2003 me quedó claro que para que alguien hable o se desprenda de lo que tiene incrustado adentro no basta con hablar, necesita un oído que lo escuche, alguien que no lo intimide o asuste o juzgue. A mí me tocó ser esa persona, pero ya no tenía tan claro si tenía que expandir ese rol y transformar sus secretos y su pasado en páginas impresas para que gente que no conocíamos las leyera. Mejor que no: fue una idea, una buena idea, una loca idea, pero no todas las ideas, no todos los proyectos, necesitan concretarse. Encontré a mi tío, mi tío se encontró. Me contó cosas, cosas que lo ayudaron a él y que me ayudaron a mí. El viaje —la aventura— en que me embarqué y en que se subió había llegado a su destino. Hay cosas más importantes que contar una historia. Por primera vez sentí que, más que narrar, había hecho algo concreto: había encontrado a alguien gracias a un libro. O a la literatura. Dos más dos no necesitaban sumar cuatro, podían sumar tres. No necesitaba que Carlos existiera en forma literaria, no era una urgencia de primera necesidad. Lo importante ya había ocurrido. Ahora tenía cosas que antes no tenía, tenía una seguridad, una calma, una felicidad que antes claramente no estaban. Salí a buscar a mi tío y muchas cosas cambiaron en el camino.

¿Para qué más?

¿Para *qué* más?

— — —

Tenía mis dudas, tenía muchas dudas, y no poco pudor y un montón de emociones contradictorias respecto del plan de seguir adelante con *Missing*. ¿Era necesario? ¿Quién salía ganando? ¿Para qué contar esto o por qué no contarlo (de nuevo) como ficción? No es que alguien deseara o esperara el libro. No había un contrato generoso de por medio. La vida económica de Carlos, que no estaba en su mejor momento, no cambiaría si el libro algún día se publicaba.

Aun así...

Aun así...

Cuando le conté a Carlos que partía a California, que estaría más de cuatro meses cerca suyo y que tendríamos que vernos sí o sí, me escribió de vuelta:

Gran noticia, sobrino. Bueno tenerte de nuevo por estas tierras y cerca mío. Quizás podemos hacer otro paseo. Y podemos hablar del libro.

Eso quería: hablar del libro.

¿Hablar de qué?

Yo tenía claro de lo que quería hablar: que el libro se había disipado, que a lo mejor el libro había sido una excusa para remover emociones y lazos, pero que ya no habría libro. Necesitaba pasar a otra cosa, no volver al pasado, lo importante era mirar para adelante. Se lo diría, con calma, cara a cara, pensé. No por teléfono ni menos por mail.

Entendería.

Cómo no iba a entender.

Carlos estaba más o menos, pero no estaba mal; estaba en Las Vegas, en contacto con el mundo, con una dirección que aparecía en Google Earth. Pero no sólo estaban las ganas de arrancarme de los temas oscuros y tristes, sino que el mito de Carlos, el Carlos mítico, el Carlos que durante tantos años había impulsado mucha de mi energía creativa, era ahora un ser humano normal. Un señor mayor. Un señor ajado, con una vida poca glamorosa a nivel de novela policial. Carlos no era un sicópata que mataba niñitos como lo insinuó una vez mi primo. Tampoco era mi alma gemela, mi álter ego, mi dopplegänger, mi otro. Lo que más teníamos en común era, al final, la sangre, recuerdos, ciertas complicidades. Lo que no es poco. Pero no éramos exactamante iguales. No éramos iguales, punto. Siempre pensé que, a diferencia de mi padre, Carlos veía la vida igual que yo y teníamos los mismos gustos. Pero no era tan así. No era para nada así. Carlos era simplemente mi tío, un tío que se sabía muchas letras de canciones country y de hits de los sesenta y setenta. Luego de estar con Carlos me di cuenta que al final tenía mucho más en común con mi padre. Lo que era no tan extraño y difícil de comprender. Carlos ahora era un hombre mayor, algo enfermo, extremadamente solo y cansado, que asumía y aceptaba su destino con calma y hasta gracia. Pero no era, o no creía que era, o no quería que fuera, el corazón de un libro oscuro acerca de alguien que deambuló demasiado tiempo por la orilla oscura y quedó marcado por la sombra y las cicatrices. Alguien que, de tanto arrancar del pasado, siguió de alguna manera ahí. .

Sí: era hora de pasar a otro tema.

— — —

Este era el plan: poner en un cajón todo lo que tenía y, con suerte, dar por cerrado el capítulo. Tenía mucho, era verdad, pero todo tiene su momento y mi momento ya había pasado. Existían páginas y páginas de monólogos reveladores pero marcados de una tristeza que me superaba y ya no me atraía; mucha —demasiada— emoción y recuerdos y conversaciones almacenadas en mi mente que tenía ganas de borrar. También había otro punto: si escribía de Carlos, tendría que escribir de mi abuelo, de mi padre, de mí, de todos.

¿Para qué?

¿Para qué dañar, escarbar, seguir con el cuento?

Yo ya tenía a mi papá de aliado y me sentía bendecido.

¿Para qué?

Why break a good thing?

Mi tío quizás podía ser un personaje pero no merecía ser uno. Carlos lo entendería, obvio que sí. Era por su bien. Quizás cuando aceptó mi propuesta todavía estaba en shock por el encuentro, con la euforía de volver a existir ante los ojos de los demás. Pero ahora, con el tiempo, con todo el tiempo que había pasado, sentía que no valía la pena.

Carlos no debería leer el libro de Carlos.

Las palabras escritas duelen más.

Para ello, mejor ni escribirlo.

¿No me estaba aprovechado de él?

Un recuerdo nítido: andando en bicicleta, con un amigo, subiendo el cerro San Cristóbal un domingo. Le cuento algo que me pasó, que me afectó, y luego le digo:

—Puede ser un gran cuento; una buena escena de una novela.

—Todo para ti es una historia.

Seguimos pedaleando. No entendí si era una broma, una afirmación con algo de humor, o una sentencia.

¿Me estaba atacando?

¿Había algo de desprecio en ese comentario?

Al llegar a la cumbre me dijo:

—Al final tú eres de esos que cree que todo tiene que contarse.

Ahora pienso: sí, fue un reproche o, al menos, una advertencia. No, no todo tenía que contarse, no todo era un libro, una escena, no todo lo que se vivía tenía que procesarse y entenderse narrando o inventándolo.

¿Para qué?

Lo importante era terminar mi libro de Caicedo y, quizás, hacer un último esfuerzo, ahora más personal que literario, y buscar a mi primo Eddie, el último de los perdidos de la familia, y concluir lo que empezó quién sabe cuándo.

— — — —

Un martes, ya en Los Ángeles, tomé el auto y, aprovechando el poco tráfico de las diez de la mañana, manejé más de una hora y tanto hasta salirme en la salida El Toro de la autopista en pleno Orange County. Algo me hizo querer recorrer esos barrios a los que había ido tantas veces como hijo, como nieto, pero siempre como turista. Me estacioné frente al condominio donde vi-

vieron durante tantos años mis abuelos; el departamento que fue mi casa durante ese invierno americano del 82.

Desde que aparecí un día de verano de 2003, junto a mi tío Carlos, la salud de la Yayi, mi abuela, se deterioró en forma exponencial. Tengo una teoría: yo estuve con ella a comienzos de 2003, cuando decidimos salir a buscar a Carlos, y en ese viaje la noté ida, bastante ciega y claramente deteriorada. Aun así, tenía su vida controlada. Podía estar sola y tenía memoria; todo funcionaba relativamente bien. La llevé al mall que le gustaba cerca del mar y no se dio cuenta dónde estaba, pero, dentro de todo, era capaz de manejarse en su departamento con algo-de-vista al mar aunque ya era complicado que pudiera salir a andar a solas y por horas en bus.

Mi impresión es que algo pasó ese día lunes de junio en que Carlos apareció por Orange County y ella fue a un asado en su honor en la casa de mi padrino en Dana Point. El asado donde nos tomamos esas fotos. No tengo claro los detalles. Sé que le avisaron ese mismo día. No antes. No creo tampoco que se haya enterado al ingresar por la puerta de mi tío Javier. ¿Una llamada después de almuerzo? Habrá colapsado o llorado en su casa. Cuando nos encontramos todos en el patio trasero de la casa de Dana Point, alrededor de las cuatro o cinco de la tarde, y apareció mi abuela y se enfrentó a su hijo, algo raro pasó. Lo raro es que no pasó mucho: ni llantos ni desmayos ni reproches ni ojos llenos de agua. Eso es lo raro. ¿Lo es? ¿Por esto había trabajado tanto? Un reencuentro de película, parecía una reunión de una familia que no tiene mucho que decirse. No había vibras negativas, quizás algo de alivio, pero no lo que uno espera.

¿Qué esperaba?

Esperaba más.

Algo más. Algo más italiano, intenso, dramático.

Ese día mi abuela estuvo bien y no se vino abajo. No se quebró ni sufrió un infarto de la impresión, como me adviritió mi madre. Por momentos estaba distante, en su mundo; otras veces muy contenta, entusiasmada, como alguien que está de santo o de cumpleaños. Al final, al despedirse, cuando Carlos prometió que volvería para Navidad o antes, algo comentó mi abuela, algo le dijo. Algo así como «tanto que te demoraste». Todo en tono muy menor. Pero quizás algo sí pasó ese día. A lo mejor todo fue por dentro. Quizás sí tuvo un golpe, un shock. O quizás había gastado mucha energía en sobrevivir o en esperar a su hijo, no lo sé. Sólo tengo claro esto: antes que encontrara a Carlos se estaba apagando muy de a poco; después de ese día de junio se vino literalmente abajo. Cuatro meses después del regreso del hijo pródigo mi abuela fue expulsada de su departamento en el condominio tipo «senior suites» de la playa nixoniana de San Clemente, debido a que «no podía arreglárselas sola». Lo que era cierto. Su ceguera había aumentado en forma considerable pero, más que nada, su demencia. Una noche tocó el timbre de emergencia gritando que había un hombre dentro de su departamento, que la quería violar. No había nadie dentro. Los administradores le dieron una oportunidad más. Ésta llegó a la semana, cuando se le quedó hirviendo algo y el detector de humo hizo que se prendiera una alarma.

Los meses que pasó en la casa de mi padre fueron feroces. Para todos. Mi tío Carlos voló desde Denver a ayudar y le tocó una semana negra. Mi abuela gritaba, no aceptaba nada, no controlaba sus esfínteres, tenía pesadillas y ataques de pánico. Los seguros que le dejó mi abuelo, más su social security, le permitían vivir bastante bien en esos departamentos subvencionados de San Clemente pero, al necesitar de más ayuda, su estado económico se volvió precario. Había dos opciones: o gastar una fortuna, algo así como enviar un hijo a una unversidad premium, para que mi abuela pudiera vivir en un hogar de ancianos de segunda, en las afueras de la ciudad; o aceptar lo que ofrecía el Estado y lanzarla a una suerte de fosa común para ancianos inmigrantes y pobres que aún no mueren.

Mi padre, junto a sus dos hermanos ahora, optaron por algo que no estaba contemplado: traerla de vuelta a Chile. La *dementia* jugó a favor de mi padre porque mi abuela, al final, viajó, con apenas un calmante leve, a Santiago; no supo que llegó a su país aunque, a las dos semanas, algo captó porque empezó a renacer y gozar de la vida que le ofrecía un hogar lleno de árboles en la calle Hernando de Aguirre. Al parecer eso de que todo el mundo le hablara en español la calmó y la hizo sentir de casa. Una casa a la que ella se había negado.

Durante décadas la idea rondó en la cabeza de todos. Cada vez que la veía le decía: véngase. Aquí tenía amigas, parientes cariñosos, el idioma. Acá su escaso dinero aumentaba y rendía. Aquí había cines, taxis, salones de té, nietos. Incluso ayuda doméstica.

—No, ñato, le prometí a mi marido que no lo iba a abandonar. Él mismo me compró una lápida a su lado. Estaré con mi flaco para siempre. Una promesa es una promesa.

Íbamos en un auto arrendado en dirección sur por Pacific Coast Highway, a la altura de Laguna Beach, uno de los sitios favoritos donde mi abuela y su marido iban a caminar y a tomar «su coffee». El spanglish de mi abuela era mínimo y consistía básicamente en unas diez palabras, casi todas relacionadas con la comida y con los transportes. Me encantaba ver a mi abuela en acción hablando en inglés o conversando con norteamericanos. Se ponía nerviosa y eso le provocaba risa. Le decían a veces cosas complicadas o le daban explicaciones pero mi abuela asentía con su cabeza, sonreía, a veces reía, decía: *yes, yes, me too* o, a veces, *bye, good bye*, pero nada coherente.

—No entendí nada de lo que me dijo. ¿Qué me dijo, ñato?

Mi abuela no fue una mujer educada y su letra manuscrita tenía algo de una niña aplicada de diez años, pero no me cabe duda que era brillante en muchas cosas y me impresiona ver cómo pudo arreglárselas por tantos años, sin auto ni una gota de inglés, sin que le pasara nada. Mi abuela era terca y se negó a aceptar que necesitaba lo que tantos otros considerarían básico. Mi abuela era capaz de tomar «dos *bases*» para llegar a Laguna Beach y pedir un *cofi*, que se tomaba sola, sin un libro, sin una persona, sin nada.

—Me hace bien salir; no puedo estar todo el día viendo Univisión.

En ese viaje, y en ese último paseo juntos por la costa del Pacífico, aproveché de tocar dos temas. Sabía de alguna manera que las cosas no iban a ser iguales y que tanta soledad estaba empezando a cobrar su peso.

—Yayi —le dije, caminando por el paseo a orillas de la playa de Laguna Beach—. ¿Qué cree que fue de Carlos?

—Ay, mi hijo. Le dimos todo y mira cómo salió, ñato. Espero que aparezca un día.

—¿Usted cree que aparecerá?

—¿Quién sabe? Lo bueno es que está bien. O está vivo, que es lo importante.

—¿Cómo lo sabe?

—Cada tanto me llama.

—¿Qué?

—No contesta, no dice nada, escucha. Y yo le digo: Carlos, ¿cómo estás? Vuelve. Después cuelga. Es la manera que tiene para decirme que está bien. Como ves,

Carlos es cariñoso. Siempre fue el más cariñoso de los tres. Está lejos pero se preocupa.

Ya en el auto, rumbo a San Clemente, insistí en que quizás lo mejor era que viviera en Chile.

—Debería irse, Yayi. Ahí estaría mejor, más acompañada.

—Acá está tu Yayo, acá están mis hijos, mis nietos.

—¿Eddie?

—Él está acá.

—Pero no lo ve o sabe de él hace años.

—Pero está acá. ¿Crees que Eddie está en Chile?

—Yo creo que debería irse a Santiago. Eso es lo que creo.

—Mi marido está acá. Yo quiero estar con él. Tu Yayo...

—*Abuelo...*

A los hijos de Javier mi abuelo los obligó a decirle Yayo. Era lo único de «español» que hablaban. Yo, como el mayor, tuve la posibilidad de bautizar a todos mis abuelos. Todos tuvieron nombres entre particulares y excéntricos. Tata y Balilia era mis abuelos maternos; la Yayi era mi abuela Raquel; mi abuelo siempre fue para mí y mis hermanos Abuelo. Un nombre genérico. Nunca le dijimos Yayo. Ese fue el nombre que él quiso darse pero que nunca aceptamos porque siempre lo conocimos y temimos como Abuelo.

—Tu abuelo —continuó la Yayi— fue un gran, gran hombre. Generoso, cariñoso, ardiente, leal, trabajador. Un hombre maravilloso con quien yo tuve la fortuna de convivir tantos, tantos años. Me sacó de un mundo feo, pobre, sin futuro; atroz. Me salvó. Él me hizo prometerle varias cosas y todas las he cumplido y las cumpliré: no salir con otro hombre, quedarme acá en California para siempre, al lado de él.

—Es raro escuchar todo lo que me cuenta... que fue un hombre tan maravilloso. Yo nunca sentí que fuera así.

—A veces podía ser huraño o tímido. Con otros, pero nunca conmigo. Le costaba demostrar su afecto, es verdad.

—No sé. Mi impresión es que a mí, al menos, no me quiso. Nunca. Ni un poco. No era que no sabía demostrarlo, simplemente no me toleraba. Así lo siento.

El sol ya se había puesto en el mar pero mi abuela seguía con sus inmensos anteojos oscuros que se ponía sobre los ópticos. Parecía una estrella de rock en retiro.

—Sí, es cierto. Nunca te quiso. Eso siempre me dolió porque tú siempre fuiste mi favorito. El primero, el mayor... Yo me volvía loca contigo en Santiago cuando te dejaban conmigo. Recorría la ciudad entera para ir a verte... Cuando te viniste para acá no sabes cómo lloraba. Pero tenía que llorar a escondidas porque tu abuelo se enojaba. No entendía. Nunca te quiso, es cierto. Para qué negarlo. Como se portó contigo cuando estuviste alojado con nosotros siempre me ha dolido. Es una espina que nunca me podré sacar, pero...

De pronto empecé a llenarme de una sensación extraña. Era alivio pero también era pena. Una pena, un abandono, que no sabía de dónde salía. Estaba llorando en silencio, me costaba manejar, mis ojos no paraban de botar lágrimas. Estacioné frente a un supermercado.

—No te quiso por tu madre. Odiaba a tu madre, no la toleraba. Te odió por ser hijo de quien eras. No podía ser grosero con ella pero contigo sí. Le molestaba que tuvieras tanto que ver con tu abuelos, con toda esa familia que él envidiaba tanto. Mi marido fue un gran marido pero tenía su personalidad, sus cosas, lo sé. Fue duro con Carlos, fue duro contigo. Para qué te lo voy a negar. Nunca te quiso pero yo te quise por los dos. Y no le digas esto a tu papá, no quiero que Jaime sepa esto, ñato.

Mi abuela regresó a Santiago a comienzos de 2004. Mi padre con su mujer regresaron a Chile, ahora «para siempre», junto a ella. Mi abuela Raquel García vivió, bastante contenta, en una suerte de limbo mental, unos tres años. Una vez vino a mi cumpleaños a mi casa y tomó pisco sour y la pasó bien. Mi abuela cantaba canciones chilenas para el 18 de septiembre cuando aparecían unos huasos cantores contratados por el hogar. Carlos y Javier la llamaban semanalmente por teléfono. Su salud y estado físico mejoró bastante, no así su vista. Murió durmiendo siesta el 2006. Nunca preguntó por su marido y tampoco sufrió. Está enterrada en el Cementerio General, cerca de su primer hijo Carlos y en la misma tumba de su madre.

— — —

También había otro motivo para no escribir el libro o dejar la investigación hasta aquí: los involucrados. Por un asunto de azar nadie de mi familia leyó la crónica de *Etiqueta Negra*. Al final de mi libro *Apuntes autistas* apareció un remix de ese texto. Alejandro Aliaga, mi editor, me convenció que era la mejor manera de cerrar ese libro.

—Además —me dijo—, yo cacho que estás evitando o ya estás medio lateado con el tema de tu tío Carlos. La crónica cierra perfecto el libro. Si nunca escribes *Missing*, ahí está, ahí queda. Y si al final logras terminarlo o decides hacerlo, por último sacas ese texto de la versión de bolsillo. ¿Qué opinas?

—Que no debería publicarlo.

—¿Entonces?

—Publiquémoslo. Que el libro cierre así. Tú ganas.

El libro se lanzó en la Feria de Viña del Mar en enero de 2007 y mis dos presentadores, Héctor Soto y

Álvaro Bisama, me preguntaron entre bambalinas si estaba loco. Que no podían creer que había publicado ese texto.

—¿Tu familia leyó esto antes? —me preguntó Bisama—. ¿Les pediste permiso?

—No. Además... el libro salió ayer de la imprenta. No, no lo han leído. Supongo que lo leerán. Nosotros no hablamos de mis libros desde quedó la cagada con la primera novela.

Mi familia estaba entre el público, los vi al sentarme en la testera.

Héctor Soto partió el lanzamiento con un navajazo. En vez de decir cosas como «me entretuvo el libro» o, por último, «¿por qué autista?», partió de una, sin aviso:

—Eres un canalla: ¿ha leído tu familia la última crónica?

Miré sobre todo a mi padre, que vive en Concón, y vi que abrió los ojos. Estaba con mi sobrino. A mi madre le comenté el día antes que venía algo «intenso» sobre los Fuguet. Pero mi mamá no había alcanzado a leerlo. De hecho el libro, impreso, me lo pasó Alejandro Aliaga una hora antes en el café Samoiedo en Viña.

—Insisto: ¿no te parece impúdico ese tipo de confesiones? —siguió don Héctor.

Le respondí con algo que creo que, por los nervios, fue ciento por ciento verdad:

—No, no me parece impúdico y tampoco es una confesión. No me parece que la fuga de mi tío sea un secreto porque no es algo que sólo nos ha pasado a nosotros. Es algo que le ha pasado a muchos.

Nueve horas después sonó mi celular: mi padre me dijo algo que no esperaba. Le había gustado pero había sufrido y le parecía fuerte. Hubiera preferido no leerlo, no sentir todo lo que sintió. Pero me apoyaba. Encontraba que había sido algo injusto con alguna gente, partiendo por mi abuelo, su padre.

—Era fregado, lo sé —me dijo—, pero en ocasiones fue generoso y normal. Nadie es tan malo. Tenía sus grises. Un día podríamos hablar de él, me gustaría contarte mi visión. Quizás si escribes algún día otro libro podrías tratar de escribir de él sin ser tan fuerte.

—Ya, pero... conmigo fue pesado. Antipático.

—Conmigo también pero... ¿te gustaría que Martín, mi nieto, escribiera esas cosas de mí algún día?

—Tú no eres como mi abuelo.

—Lo sé. Pero me dolió, para qué te voy a mentir. Pero sigue.

—Thanks, dad.

El mundo no se había venido abajo ni una crónica me había hecho perder un padre, pero sí me hizo pensar que al hablar —al escribir— de una famila no sólo están involucrados los actores principales, sino muchos secundarios. No todos desean o pueden o simplemente quieren recordar. A eso nos dedicamos los escritores: a abrir heridas.

«Eres un canalla», seguía retumbando en mi mente.

———

Tengo grabada una escena, de un momento, de vuelta de un funeral en San Fernando, en el que viajaba en auto con Daniela, una amiga con la cual antes tenía más ventajas y de vez en cuando nos poníamos al día. Durante una corta pero intensa época tomábamos más de la cuenta y terminábamos, no sé por qué, en la playa de Pichidangui. Ella ahora vive en el norte de Argentina y trabaja en una ONG que se dedica a la planificación familiar. Su meta es que la mayor cantidad de mujeres no queden embarazadas y, de quedar, que aborten lo antes posible. Es cómica y asertiva, se sigue negando a todo tipo de compromiso, echó a su roommate por «chuparle toda su energía» y claramente posee un sesgo anti-familiar y antibebé. Daniela desprecia tanto a la gente que tiene hijos como a los que tienen cable. Estaba de paso en Santiago, visitando a su madre, cuando murió el padre de un amigo al que le decimos Huaso.

Le conté, en medio del calor seco del valle central, de mi plan de buscar y «barrer para adentro» a Eddie, mi primo. Estábamos en un Esso Market a orilla del camino.

—¿No crees que es como mucho?

—¿Qué?

—Tanto primo, tanto familiar descarriado. Basta, qué te importa lo que hace ese tipo. Que se drogue bajo esos puentes de ese río seco que aparece en las películas. Qué te importa si tu primo está en un sanatorio inyectado, que sea un travesti con soriasis, que viva en una pieza y le roba a los ilegales. ¿En qué te afecta?

—Es parte de mi familia. Me afecta.

—Mijito: la familia no existe. Basta, aprende. La familia uno la arma y con gente que casi nunca es familiar. Eddie se perdió, Eddie se lo pierde. Es triste quizás pero es. Así es. No andemos salvando gente: no te viene. Además me carga: se hace el lindo no contestando mails, te insulta, no. No. Chao. Insisto: *mucho.* La gente con tanto rencor no se recupera. Te lo digo porque sé.

—Pero es mi primo, Daniela.

—Detesto la gente que no se ha encontrado. Qué lata. Me carga tu primo Eddie. Nadie puede querer ser director de cine y terminar vendiendo popcorn.

—¿No?

—No.

—Pero quizás si tuviera un sistema de soporte...

—Eres cabeza dura. Te prohíbo buscarlo. Te lo prohíbo. Que tu tío Carlos no te haya pegado un tiro fue un milagro. Que resultó un tipo entrañable y cariñoso, increíble, pero el cuento no lo cuentas dos veces. Mi familia me parece más digna: como el pico pero bien. No tratamos de ser lo que no somos. Todos nos odiamos y a veces la pasamos no tan mal.

—No se puede hablar contigo. Además, no te creo. Estás actuando.

—Nunca hay que buscar a los que no te buscan. Nunca hay que llamar a los que no te llaman. Eso, querido, se llama dignidad.

—¿Y si están perdidos?

—Que se pierdan, por la puta. Odio los sicólogos, odio el prozac, odio la autoayuda: puta que le ha hecho mal a la gente. Es mejor ser abandonada que recogida. Tu obsesión familar es medio patológica.

—Gracias.

—Me parece fome, agotador. Supéralo. Tanto padre, tanto tío, tanta guagua. La mayoría de la gente no quiere saber nada de su familia. La mayoría sueña con que no existan. Asumámoslo: son una lata. Jamás te voy a perdonar cuando organizaste un paseo con todos a Mendoza. Qué lata. Mijito: yo estaba de cumpleaños y no fuiste.

Esta conversación me acompañó como si fuera un casete en la radio del auto a lo largo de todo el viaje desde Playa del Rey hasta el puerto de Long Beach, donde quedamos un domingo para cenar «a las cinco de la tarde» con mi tío Javier. Era mi primer domingo en Los Ángeles y aún no había hablado con Carlos. Comimos al lado del mar. Le pregunté por Eddie. No sabía nada de nada. Me pasó el fono de su hija chica. Llamé a mi prima Geraldine, que vive en Flagstaff, Arizona, y que es mucho menor que yo. La última vez que la vi tenía catorce años y frenillos. Me presenté, supe algo de su vida, ella de la mía. Todo en inglés. Luego le pedí el fono de Eddie.

—No te lo puedo pasar —me dijo.

—¿Vive acá en Los Ángeles?

—Esa información es confidencial. I can't disclose it.

—¿Estás en contacto con él?

—Prefiero no responderte, Alberto; de verdad me complica.

—¿Tienes su mail?

—Lo tengo y no te lo voy a dar.

Pensé decirle: fuck you. Le dije:

—Anota por favor mi mail. Si estás en contacto, enviáselo. O si no se lo pasas a Garganta Profunda o al informante de turno.

—No seas así.

—Tú tampoco.

Colgué.

Hasta el día de hoy no sé de Eddie. Ni de ella. Pero ahí, ese domingo, mirando el *Queen Mary* y el desganado mar de Long Beach supe que no, que no habría *Missing*. La Daniela tenía razón. Basta. Basta con estos temas. Carlos no se merecía un libro, se merecía una vida. Y yo merecía escribir de otras cosas. No porque me había tocado ser el escritor tenía que ser el que escribía de todo esto.

Basta.

— — —

A la prensa, y a la gente, le interesa saber lo que un escritor está escribiendo. Te lo preguntan a cada rato.

—Última pregunta: ¿qué estás escribiendo? ¿Qué es lo próximo?

Hace años, antes de encontrarlo, un compatriota, ligado a las letras, me preguntó.

—¿Y qué estás escribiendo?

Casi siempre paso o digo algo vago: «una novela», «cuentos», «nada».

—Estoy investigando a un tío que desapareció.

Me miró algo atónito, incrédulo.

—No se me hubiera ocurrido que tuvieras un tío que desapareció. ¿Cómo hay que ser para tener un tío desaparecido?

El académico bebió lo que quedaba de su agua mineral.

—¿Desapareció para el golpe o después?

—Desapareció durante los ochenta. En Estados Unidos.

—No entiendo: ¿lo secuestraron? ¿Qué pasó?

—Desapareció, se perdió —le expliqué.

Los dos estábamos incómodos. Sentí la necesidad de explicar.

¿Por qué tenía que explicarle?

Pero le expliqué:

—Es un perdido, en rigor. No un desaparecido. No fue detenido y luego desapareció. No es un caso que tiene que ver con política. Simplemente se perdió. Aún no sabemos dónde está. Sólo hay especulaciones: no sabemos si está vivo, muerto; ni siquiera dónde.

—Entonces no digas que desapareció.

—Pero lo hizo.

—Esa palabra es nuestra. Con los desaparecidos no hay incertidumbre. Están muertos. Lo que no se sabe bien es dónde o cuándo, pero se sabe. Lo que no se sabe siempre es quién lo hizo, aunque ya se sabe bastante.

—Vale —le dije.

Carlos se había perdido.

Carlos estaba missing.

Mi idea original de titularlo como se tradujo la película *Missing* en buena parte del mundo hispano se disipó. En ese instante sentí que me habían arrebatado mi título original: *Desaparecido*. Me acordé entonces de cuando estaba en la Escuela de Periodismo de la Universidad de Chile, quizás por el año 84 u 85. Me invitaron a ver una función privada, clandestina, prohibida, de la película, en VHS, en una casa de ejericicos de una parroquia en Ñuñoa, no lejos del Estadio Nacional. Era un sábado por la noche. Había que tocar la puerta tres veces. Ingresé. Pura gente de la escuela o gente que circulaba por ella. Era invierno, hacía frío, no había calefacción. La televisión era chica, el color mal calibrado, la copia de la película era pésima, no había forma para que se le fuera todo el nevado del tracking. Yo ya había visto la película pero no dije nada. Quería hablar con alguien de Sissy Spacek y *Carrie* y *Badlands*, de Terence Mallick, y *La hija del minero*. Jack Lemmon, el de las comedias de Billy Wilder, el piloto de *Aeropuerto 77*, ahora en este rol dramático que le valió una nominación al Oscar. No les dije nada, miré no más; no les dije que había visto esa película con mi tío que luego desapareció. Simplemente escuché lo que decían los dirigentes esa noche.

— — —

Al aterrizar en Los Ángeles y después de instalarme en una suerte de pieza-con-baño a tres cuadras del Pacífico en un sector lleno de surfistas jubilados llamado Playa del Rey (no lejos del aeropuerto, del donut gigante y el otrora International Hotel, los viejos barrios del recién llegado Carlos), me compré un celular y me contacté con mi tío. Seguía en Las Vegas, ciudad donde llegó a comienzos de 2004 cuando los vientos dejaron de correr a su favor en Colorado.

Desde que lo encontré esa vez en Denver, estuve dos veces con Carlos: durante el mes de octubre de ese mismo año, en Minneapolis/St. Paul y, en el mes de septiembre de 2005, en Las Vegas, cuando partí a verlo por un corto fin de semana.

Dos años pasaron entre ambos encuentros.

El Carlos de Las Vegas ya no era el mismo Carlos que me fue a ver a Minnesota.

Uno de los regalos que le traje de Chile cuando reaparecí en Denver con mi arsenal de preguntas era una galerada de mi novela *Las películas de mi vida*, que iba a ser lanzada, tanto en castellano como en inglés, por una editorial americana, lo que implicaba embarcarme en octubre en un book tour de más de dos semanas, una ciudad tras otra, sin parar, de este a oeste. El tour no paraba en Denver. De Iowa City saltaba a Minneapolis/St. Paul y de ahí cruzaba a Seattle.

—Te veo en Minnesota —me dijo Carlos cuando nos despedimos en el aeropuerto de Denver—. Nos vemos en tres meses.

Para mi sopresa, así fue. Carlos apareció en Minneapolis por menos de cuarenta y ocho para «unirse a la gira». Aterrizó dos horas después que yo y me acompañó en todas mis actividades durante el ajetreado día. Andaba con billetes en el bolsillo y tenía reserva en un hotel a dos cuadras del mío que era sustancialmente mejor que el que la editorial había elegido para mí. De inmediato se hizo amigo de Evan, mi «book escort» para esa ciudad, un tipo alto y colorín, de unos cuarenta años, ilustrador de libros infantiles, con apellido sueco, bototos barrosos y un acento levemente *Fargo*. Carlos había pasado por Minneapolis durante los ochenta y le preguntó por un viejo restorán, donde al final terminamos almorzando albóndigas con salsa de arándanos sobre puré. En otras ciudades el corto lazo que armaba con estas personas era cordial pero distante; en cambio aquí, en las twin-cities, Carlos hizo que Evan nos contara secretos y confesiones, nos reímos de sus amoríos con su ex mujer y lo escuchamos en silencio cuando nos contó de la adicción al crack de su hermano menor y sus diversos intentos de suicidio. Carlos, a su vez, nos contó de una relación que tuvo con una jubilada de más de setenta años con la cual compartía una casa en uno de los cayos de Florida.

Me acuerdo que Carlos ese día andaba con un largo abrigo de cuero negro, guantes y botas vaqueras que lo hacían ver más alto. Por momentos parecía el manager de un grupo tipo Jethro Tull o un personaje secundario de *Carlito's Way*. En cada ciudad había alguien que me esperaba en el aeropuerto y que estaba encargado no sólo de mi agenda, sino de mi transporte. Carlos parecía mi guardaespaldas o, por momentos, mi entrenador. En ningún momento se despegó de mí, y Evan, más que excluirlo, lo sumó al equipo. Carlos estaba en su mejor momento: radiante, rápido, encantador. Él se presentaba antes que tuviéramos tiempo de presentarlo a los libreros o a la prensa.

—Hi, I'm Carlos, Alberto's uncle. Nice to meet you. Where are you from?

Me felicitaba por mis respuestas o, desde el otro lado de la ventana del estudio radial de NPR, me levantaba el pulgar. En otro momento de mi vida me hubiera sentido o invadido o acosado o me hubiera llenado de vergüenza ajena o incomodidad, pero ese día, al revés, sentía que estaba acompañado y que, más que andar de gira, estaba en medio de algo parecido a una celebración. Carlos le pidió a Evan que nos tomara una foto cuando nos llevó a la casa donde había nacido Scott Fitzgerald. Carlos no sabía quién era ni lo había leído pero bastaba que viera mi admiración y entusiasmo de estar ahí para que la emoción lo invadiera también.

El día terminó con una lectura, en voz alta, de dos capítulos de la novela en una desordenada pero entrañable librería independiente instalada en una antigua bodega de ladrillo llamada Ruminator de St. Paul. Carlos reía más que el resto y aplaudió al final y luego se me acercó a abrazarme con los ojos llenos de lágrimas.

—Estoy orgulloso de ti.

No sabía por qué. Sólo estaba haciendo lo que tenía que hacer: contar mi cuento, leer, responder preguntas. En inglés, sí, pero el inglés nunca ha sido tema para mí, no así el castellano. Carlos, sin embargo, parecía un padre que asiste a la graduación universitaria de su hijo. Mientras firmaba libros, no se despegó de mí y a todos les decía: «he's my nephew» o, a veces, «you're gonna like it; it's a great book».

Evan nos pasó a dejar a mi hotel y nos dio la dirección del restorán donde había reservado una mesa, pues él se iba a juntar, en un motel de mala muerte, con su ex. Cenamos en un local de lujo y pedimos camarones sabiendo que la editorial pagaba todo. Estaba nevando ligero cuando salimos a caminar por el centro de la ciudad. Nos despedimos en una esquina, cada uno a una cuadra de su respectivo hotel.

Nos encontramos en la mañana, llegó temprano a tomar desayuno a mi hotel. Evan pasó a despedirse y nos reímos con sus anécdotas de la noche anterior. Al rato apareció el auto que nos llevaba al aeropuerto. Carlos partía a Denver, directo a su motel. A mí me tocaba Seattle, San Francisco, Santa Cruz, Long Beach y la biblioteca central de Los Ángeles.

—Gracias por venir —le dije al embarcarme—. It meant a lot.

—Gracias por invitarme. Hicimos un buen trabajo. Somos un buen equipo.

— — —

La segunda vez que vi a Carlos antes de que nos reencontráramos en Barstow en mayo de 2008 fue en Las Vegas. Estaba ahí, había regresado al estado donde había vivido de manera tan intensa. Denver y el iraní y el Days Inn de la calle Federal habían terminado. Ese trabajo ideal, establemente inestable, fijo y a la vez informal, con habitación incluida, había llegado a su fin. Fue bueno mientras duró. Una nueva administración, un nuevo dueño, borrón y cuenta nueva. El iraní al parecer no era del todo transparente y sus negocios tampoco. Partió cerrando un motel, luego otro, trasladando gente de uno a otro, despidiendo a unos cuantos. Ya había cancelado los seguros de salud, estaba atrasado en los pagos, algo no cuadraba. Yo mismo había notado estando ahí que las operaciones eran, al menos, curiosas. Carlos ganaba más de lo que podría ganar en el mismo puesto en un motel parecido de las cercanías pero, claro, le pagaban al contado, en billetes. Ya no tenía seguro de salud y no tenía beneficio alguno. Todo era de palabra y, hasta que todo se hundió, el acuerdo funcionó sin problemas. El ochenta por ciento de los clientes eran inmigrantes ilegales o «gente a la deriva» que pagaba sus piezas al contado. Quizás por eso le gustaba tanto al iraní ese Days Inn de la Federal.

En mayo de 2005 Carlos estaba sin trabajo, sin ahorros, sin nada. No estaba en un embrollo legal o con la justicia. No iría a la cárcel ¿pero adónde iría?

¿Qué hacer?

Hasta entonces cada uno de sus trabajos, y sus cambios de estado o de ciudad, tuvo que ver con ofertas, con llamados de otros ofreciéndole un puesto nuevo. Ahora nadie lo estaba llamando y no tenía siquiera donde dormir. Por suerte tenía su social security al día pero le faltaban unos años para poder cobrar jubilación de «sobrevivencia». El iraní desapareció del país y dos años de vacaciones acumuladas quedaron sin pago. Carlos tenía un auto que no valía nada y funcionaba a medias. El dinero que tenía estaba en su bolsillo.

Carlos decidió partir a Las Vegas, ciudad que crecía en forma exponencial y era la capital mundial de la «industria de la hospitalidad». Al no tener nada en Denver, ni lazos ni propiedades, pescó sus bongós y su ropa y se subió a su auto, que sufrió al tener que cruzar las Rocallosas y el desierto, hasta que llegó a Las Vegas. Rápidamente se dio cuenta de que el pueblo ahora era una gran ciudad y él ya no era el mismo de los ochenta. Las Vegas era ahora una ciudad de jóvenes con buena pinta que querían ser «parte de la acción»; Carlos ya había cumplido los sesenta y no se había hecho ningún trabajo de cirugía plástica. La edad promedio de la nueva Las Vegas era de treinta y cuatro y el segmento etario minoritario era de aquellos denominados *senior citizens*.

Carlos ahora era parte de una minoría que envejecía por horas bajo el sol calcinante.

Ninguno de los casinos con nombre y prestigio lo contrataron. Tampoco ninguno de los nuevos con nombres europeos. No tuvo suerte en los casinos levemente decadentes y vaqueros de la calle Freemont, en el centro de la ciudad.

Things looked tough all over.

Aparecí, de sorpresa, en Las Vegas, sin avisarle. Estaba una vez más en Los Ángeles, ahora supervisando el blow-up de mi película *Se arrienda* de 16 a 35mm. Estaba en Los Ángeles pero no en Hollywood. Era un parque industrial en Culver City donde un grupo de hindúes, que vivían todos juntos en una casa lejos, trabajaban dieciocho horas diarias. Les pregunté cuándo podía ver algo. Me dijeron que el lunes a las cinco de la tarde. Era viernes por la tarde, había aterrizado en la mañana. Me subí a mi auto arrendado y partí a Las Vegas. En el camino me bajó el sueño y terminé durmiendo en un motel genérico de Barstow, en la mitad del camino y del desierto. Tipo once de la mañana del sábado ingresé a Las Vegas bajo un sol que no dejaba ver bien los letreros. Tenía su dirección en un trozo de papel. Era un hotel ubicado en Las Vegas Boulevard, alias the Strip, una de las avenidas más famosas e iluminadas del mundo. El hotel que buscaba se llamaba The Diamond Inn.

Lo encontré de inmediato. Estaba a la entrada oeste de la ciudad, el camino que ingresa desde California. Estaba frente al famoso letrero kitsch «Welcome to Las Vegas» y de un billboard que anunciaba la nueva frase: *What Happens Here, Stays Here.* The Diamond Inn estaba al lado derecho, al frente del Mandalay Bay y la inmensa pirámide de cristal negro que es el Luxor. The Diamond Inn no era un hotel ni un casino y no tenía diamantes, no le daba ni para bisutería de plástico. Era un motel que daba miedo. Medio centenar de piezas que daban todas a un estacionamiento ya casi vacío y a una piscina donde nadie se había bañado en años. The Diamond Inn ofrecía canales porno y café gratis. Al estacionar miré una pieza cuya puerta estaba abierta, el carro de la limpieza afuera. Alfombras quemadas por cigarrillos, cortinas desteñidas, un aroma impresionante a tabaco y quién sabe qué más. Vi salir de una habitación a una pareja llena de tatuajes y sombreros vaqueros. Se tropezaron, borrachos, o producto de la caña, antes de llegar a su camioneta pick-up. Ella, con tacos altos fuscsia, se llevaba un bote de hielo con una botella de Southern Comfort dentro. Busqué el auto de Carlos pero no estaba a la vista. No me gustaba el sitio, el lugar. Esto claramente era un paso atrás.

¿En qué estaba mi tío?

Ingresé a la recepción y las imágenes de miles de malas películas de terror me cegaron la vista. Esto era white trash territory, the straight road to perdition o, al menos, lo que quizás es peor: la sensación de que esto es lo que tocó y mejor no reclamar. Pero la gente reclama igual. El aroma al sudor de la resignación desesperada estaba impregnado en la madera de plástico que tapizaba los delgados muros. Me fijé que el motel no devolvía el dinero. Si no te gustaba la pieza, te quedabas con ella igual. Una mujer de unos cincuenta, mal teñida, la piel sobrequemada y sin humectar, me preguntó si quería una pieza. Sus dedos y dientes estaban teñidos por años de nicotina y había algo en su rostro que delataba drogas, abuso y daño. Le pegunté por Carlos.

—Oh, him; he works the graveyard shift.

Trabajaba el turno de la muerte, el turno que lleva al cementerio: el de las doce de la noche a las ocho de la mañana.

Salí y fui recorriendo las piezas por fuera, mirando cuando podía por las ventanas o las puertas abiertas. El Days Inn de Denver era un hotel de cuatro estrellas al lado de este antro. No me cabía duda de que era un sitio para drogarse o para llevar prostitutas baratas. Me puse nervioso, tenso.

¿Qué hacía Carlos ahí?

Busqué un teléfono público, me costó encontrar uno. Lo llamé a su celular. No contestó. Llamé de nuevo. Dejé recado. Le dije que estaba acá pero que no tenía celular. Pensé: quizás está durmiendo. *Debe* estar durmiendo. Se acostó hace un par de horas.

Las Vegas de día es deprimente. Ni el casino más extravagante se ve bien bajo la luz inquisidora del mediodía. Di vueltas en auto, traté de alejarme del Strip. Paré en un local de bagels que parecía estar ubicado en un barrio donde la gente que circula por ahí no son turistas sino locales. Tipo tres de la tarde llamé de nuevo.

—Sobrino, qué sorpresa. ¿Qué haces por acá?

———

Partí de vuelta adonde los hindúes antes que las primeras luces de Las Vegas Boulevard se encendieran. Llegaría alrededor de la medianoche a mi hotel de Culver City. A una hora de Las Vegas, la señal de la radio con soft hits de los ochenta se disipó y sólo pude sintonizar la radio de la carretera que avisaba restoranes y estaciones de servicio y tocaban, cada tanto, temas country.

No podía dejar de pensar en Carlos y el mail que le envié a mi padre desde la pieza de un Travel Lodge no lejos del Strip:

Carlos está muy mal.
Lo vi muy mal. Vegas sucks.

¿Por qué no había ahorrado? ¿Cómo se había dejado estar? ¿O siempre había estado relativamente así? Estaba tanto peor que en Denver. La verdad es que no. Quizás Denver era más lindo, quizás el motel era mejor (pero no tanto), quizás me pareció más atractivo vivir en una pieza de motel que en el cuarto que actualmente vivía. Quizás era el factor Las Vegas, donde el derroche de dinero hace que los que nada tienen se noten más, me había alterado. Nunca me ha gustado ni la codicia ni la desesperación de los que juegan. El alcohol aguado, los ancianos apostando sus jubilaciones, los gordos inmensos devorando todo en el bufé. A lo mejor Carlos no estaba tan mal pero ese fin de semana me había dejado en shock, deprimido, asqueado, con ira, rabia y decepción. Empecé a pensar en cuánto había gastado en ese viaje a Minneapolis dos años antes. ¿Cuánto habrá costado ese abrigo de cuero? Pero una vida no se arruina, no se transforma en una ruina, por un viaje así.

Quizás ganaba menos ahora, sin duda. Me lo dijo. Y no es gracia trabajar de noche. Pero en Denver... ¿cuánto ganaba? ¿Por qué gastaba tanto en tonteras? ¿Por qué no ahorró allá? En Colorado tenía «casa gratis», lo que baja en forma considerable los gastos de cualquiera. Claramente no gastaba dinero en mantener su auto. Un Denny's o un Carrow's o The Olive Garden no son cadenas de lujo pero todo el mundo —todo el mundo— sabe que comer todos los días, o dos veces al día, en restorán, por barato que sea, suma. Lavar la ropa en esos laundromats sale considerablemente menos que la tintorería. Pero esos derroches no eran, en rigor, derroches. Carlos quizás siempre había ganado poco y, más que gastar mucho, gastaba lo que ganaba.

Pero lo que había visto en Las Vegas no tenía tanto que ver con dinero, tenía que ver con algo más que me apretaba el estómago, que me revolvía la conciencia y que francamente me aterraba. La idea de vivir solo, en una pieza, al margen de la sociedad, me ha parecido romántico, necesario, novelesco. Esto no era una novela, era un trozo de esos documentales-realities baratos de televisión como *Cops*. Carlos no estaba en fuga, no estaba escondido, pero vivía como si fuera necesario partir al primer llamado telefónico.

La cara de Carlos se veía hinchada, un ojo no le paraba de lagrimear. Lo fui a buscar a su casa. No me pareció mal aunque la sequedad del barrio era lo que se podía esperar de uno de clase media baja del desierto. Pero esa casa no era su casa. Carlos vivía en la parte de atrás, en un garaje convertido en casita. Carlos me abrió en calzoncillos jetones que alguna vez fueron blancos. Su barriga era como un tambor, enorme, velluda; y su piel estaba seca, rendida. Venía despertando. Parecía que se hubiera estado drogando por una semana. En la vieja tele daban un partido de fútbol sudamericano. La cama estaba sin hacer, las sábanas eran tela-de-cebolla. Carlos fue a ducharse. Miré el lugar. Por la ventana vi a los vecinos de la casa principal. Estaban en el living, en shorts y boxers, tipos de cincuenta años, bronceados en tanning salons, viviendo como adolescentes, mirando una tele gigante, riéndose, despertándose pasadas las dos de la tarde. La casita de Carlos consistía en una gran cama plegable que se transformaba en el único sofá; una especie de cocina americana abierta donde sobras de comida rápida estaban sobre platos de plástico sin lavar que decían Happy Halloween; una butaca alta para comer; un reproductor de VHS con una caja de pornografía comprada en liquidación en el suelo. También estaba, enmarcada, la foto familiar que nos tomamos en la casa de mi tío, junto a mi abuela, en Dana Point ese junio de 2003.

Pensé: si aquí viviera —exactamente igual— un primo o un sobrino o un amigo de unos veinticinco años, todo esto me parecería una aventura.

¿Por qué esta casita, esta pieza básica, me parecía deprimente, atroz, intolerable?

No hablamos demasiado. Carlos tenía sueño y se sentía, quizás, sorprendido. Fuimos a almorzar a un restorán peruano y no dijimos nada. Insistió en que tenía sueño. Quedamos de vernos al caer la noche. Salir a dar una vuelta y caminar antes de que ingresara a su trabajo. Lo pasé a buscar tipo ocho de la noche. Me dijo que fuéramos por ahí cerca, al barrio de Freemont. Caminamos lento puesto que Carlos casi no podía avanzar. Miramos a los turistas, la mierda, el techo lleno de luces. Carlos estaba con asma y, quizás por su peso, a las pocas cuadras transpiraba en forma copiosa. Propuse ir a un buen bufé al Strip, quizás al Caesars Palace.

—No tengo dinero.

Ingresamos a un casino de tercera a comer un bufé de cuarta que yo pagué, lo que a su vez, sentí, le pareció mal.

Carlos se sentía humillado, pillado, atrapado.

Carlos no me presentaba como su sobrino, no hablaba con nadie, no tenía ánimo.

Lo fui a dejar a su casa-garaje donde iba a cambiarse para partir a su turno a The Diamond Inn.

Quedamos en almorzar más tarde. Yo traté de entrar a un casino y no pude, algo me detuvo. Me dediqué a caminar escuchando música entre medio de los miles de turistas que bloqueaban mi paso. A eso de las dos me contacté con él y me dio una dirección para que nos juntáramos en un restorán chileno. Cuando llegué Carlos estaba ahí. Unas señoras servían empanadas, pastel de choclo. Un tipo solo miraba el comentario de Pedro Carcuro por la señal internacional. Nos pusimos al día. Nos tomamos una foto. Nos despedimos.

En Victorville paré a echar bencina y a comprarme un café extragrande.

¿Qué había hecho? ¿Era todo mi culpa?

¿Sirvió de algo encontrarlo?

¿Sirve de algo encontrar a alguien que no desea ser encontrado?

¿Carlos estaba mejor ahora que cuando estaba perdido?

¿De verdad podría probar que su vida era más vida, era más plena, ahora que estaba a plena luz y ya no escondido?

¿Acaso estar bajo ese sol implacable —ese sol de Las Vegas— no es acaso peor?

A veces pensaba que si yo hubiera sido Carlos y alguien como yo me hubiera encontrado hubiera hecho dos cosas: desaparecer de nuevo o simplemente mantener contacto conmigo. Esconderse, perderse, tiene algo privado; es algo en extremo personal. Quizás había cometido un acto imperdonable al encontrarlo, al prácticamente obligarlo a reaparecer, a volver a colocar los ojos de otros —incluyendo los míos— detrás de su espalda. Lo que quise hacer cuando empecé con todo esto era algo intrínsecamente literario pero que superaba con creces el acto de escribir un libro. Quería comprobar que un escritor —que yo— era capaz de algo más que decidir las vidas de sus personajes, sino también modificar vidas, alterarlas, cambiar destinos reales.

Se me había pasado la mano.

Jamás debí haber encontrado a Carlos, jamás hay que ayudar a aquellos que no lo quieren.

Por intentar crear un personaje había arruinado y dañado a un ser humano.

Que Dios tuviera compasión de mí.

Antes de llegar a Apple Valley me salí del camino y vomité en medio de la noche.

Mientras me limpiaba y recuperaba fuerzas pensé: lo mejor es parar esto, detenerlo a tiempo, salirme un poco de su vida y simplemente no escribir nada. Quizás no escribiendo, aunque fuera a miles de kilómetros de distancia, Carlos podía recuperar la confianza en sí mismo y salvarse antes de que fuera demasiado tarde.

Si Carlos se vuelve a perder, me dije, esta vez tendré la decencia de no buscarlo.

2

El día está terminado.
El día 27 de mayo de 2008.
Llevamos dos días aquí, aquí en el desierto.
Hoy recorrimos el Valle de la Muerte y estuvimos en Zabriskie Point, el lugar más bajo y seco de Norteamérica. Mañana partimos, cada uno por su lado: él de vuelta a su pieza en Las Vegas, yo a la mía en Los Ángeles. Nos reunimos ayer, al mediodía, en medio de la nada.
Quedamos de encontrarnos «half-way».
El lugar designado fue Barstow, un punto donde se juntan dos carreteras y varias líneas férreas en una meseta alta y seca del desierto de Mojave. Barstow era uno de los pueblitos por donde pasaba la mítica ruta 66. Ahora pasan dos interestatales. Barstow vive de las carreteras, de los camiones pero, sobre todo, de la gente que va a Las Vegas. En Barstow hay decenas de estaciones de bencina. La gente para en Barstow a echar gasolina, ir al baño, comprar comida basura y, sobre todo, líquido. También paran a comprar en los outlets de famosas marcas que están al otro lado del pueblo.
Estamos en Barstow y está empezando a atardecer.
La luz es rojiza y el aire arde y cruje.

— — —

Quedamos de juntarnos frente al Days Inn, en la salida este de Barstow. Carlos lo organizó aprovechando que aún tenía sus contactos con la cadena.

372

Tengo las reservaciones para el Days Inn at 1590 Cool Water Lane, para el
lunes y martes, con un buen descuento $53.10 por noche, el teléfono del hotel
es 866-378-0476.
Directions: I-15 North. Exit on East Main St., take a left to Roberts (first street), right
on Cool Water.
Amenities included, complimentary Daybreak Breakfast, high speed wireless
internet, free USA today, in room coffee, guest laundry, nearby restaurants, movies,
grocery store, shopping. Swimming pool.
Nos vemos el lunes en la mañana en el desierto!
Abrazo, C.

A las doce del día, Carlos ya estaba ahí, esperándome, en su mismo desvencijado Toyota que daba algo
de pena: una ventana se había quedado detenida al medio, el sol del desierto había quemado los asientos, toallas de Bob Esponja servían de tapiz. El auto se merecía
un mejor dueño y el dueño se merecía un mejor auto.

No lo había visto desde hacía dos años y medio.
Se veía mejor. Mayor, pero mejor. Nos abrazamos. Ingresamos al hotel y de inmediato me acordé de The Diamond Inn. Claro, cincuenta y cinco dólares por dos, no
está mal. Pero el sitio había visto mejores días y el olor
que nos recibió era a fracaso. Miré a mi alrededor y vi un
Ramada Inn. Incluso el letrero se veía mejor. Me fijé que
la piscina del Days Inn estaba vacía, en reparaciones.

—Carlos —le dije—. Vamos a un lugar mejor,
con piscina. Yo estoy ganando bien. Yo invito. Tenemos
que estar en un sitio agradable. No podemos estar sin piscina si estamos en el desierto.

—Cool —me respondió.

No se siente ni humillado ni distante, pensé.
Respiré aliviado. Habíamos hablado muchas veces por
teléfono e intercambiado muchos mails. Carlos ahora
estaba jubilado, había cumplido los sesenta y dos y recibía un dinero fiscal. Poco pero casi lo suficiente para sobrevivir. Para juntar la diferencia dejó el mundo de los

moteles, casinos y restoranes. Ahora trabaja en un centro de llamados:

Mi trabajo es con Sitel Inc. que tiene contrato de centro de llamadas con diferentes compañías. Desde septiembre 2007 trabajo tres veces por semana, de noche (friday, saturday, sunday) en el centro de llamados bilingüe de la compañía de teléfonos Verizon Wireless.
Consiste en contestar las llamadas de los clientes acerca de su bill o problemas técnicos con sus celulares hasta el nivel 2 de support técnico. Si la llamada es más complicada transferimos la llamada al nivel 3 de support técnico. El pago es $10.50 por hora más beneficios (seguro médico, dental y de visión, plan401k de retiro). Pero yo estoy trabajando part-time porque recibo mi social security cada mes.

Cruzamos, cada uno en su auto, la gran avenida que es la arteria principal de Barstow, e ingresamos al Ramada. La diferencia era abismal. Este motel además ofrecía «free breakfast».

—All right —dijo, sonriendo—. Looks good.

Carlos le coqueteó a la manager, consiguió un descuento y me presentó: le dijo que yo era su sobrino y era «professor at UCLA».

—*Visiting* professor —le aclaré pero daba lo mismo, estaba claro que la chica nunca había terminado la secundaria.

— — —

La habitación es inmensa, las dos camas enormes, el televisor alucinante, el aire acondicionado casi aterrador.

La ventana da a las montañas.

Ayer nos dedicamos a dar vueltas por el pueblo, fotografiar los viejos moteles, miramos los outlets. Estuvimos en el jacuzzi hirviendo luego que el sol se escondiera. Almorzamos en un Sizzler y compramos helados en Foster Freeze.

—¿Cómo está Sergio Paz? —me pregunta mientras recorremos la vieja estación de tren de Barstow.

—Bien, bien. En mil proyectos, escribiendo de mil cosas, viajando sin parar.

—Siempre me acuerdo de él. Mándale muchos saludos, cariños. Él es muy importante para mí y cuando estoy triste releo su libro *Santiago Bizarro*, sobre todo su dedicatoria. Me da fuerzas.

No entiendo nada. ¿Por qué lo recuerda? Nunca se han visto. ¿O sí? Sergio siempre está en alguna parte pero ¿ha estado con Carlos? Me hubiera dicho. ¿Cómo no me lo hubiera contado? Con Sergio hemos hablado mil veces de Carlos, y me ha apoyado muchísimo en la idea de buscarlo. Sergio fue el primero en decirme que debía escribir de él y, a la vez, el primero en decirme, luego de estar con Carlos en Las Vegas, que debería desechar el proyecto.

—A ver... me perdí. ¿Estuviste con Sergio?

—No he tenido el honor. Pero me emocionó su dedicatoria.

Algo recuerdo, pero todo es difuso. Sé que Sergio le envió *Santiago Bizarro* el 2003, se lo llevé a Denver. Quizás Sergio le hizo una dedicatoria.

¿Qué le habrá puesto?

— — —

Anoche vimos por HBO el estreno de una película hecha para el cable con Kevin Spacey, llamada *Recount*, acerca de la batalla entre los abogados de Al Gore y George Bush para definir quién ganó las elecciones del 2000. Miramos la película mientras comíamos combos de hamburguesas y papas fritas de Carl's Jr.

Carlos estaba con su laptop y revisó su correo.

—Me llegó mi tarea para la próxima semana.

Durante la película me contó que justamente estaba estudiando el sistema electoral americano y que le tocó escribir un pequeño ensayo sobre éste. Carlos estudia on-line y debe escribir trabajos y contestar tareas. Está optando para obtener un Bachelors Degree in Business Administration.

—Ojalá algún día pueda tener mi propio hotel o motel allá en Chile. Me gusta estudiar, me gusta sacarme buenas notas a mi edad.

Carlos estaba durmiendo cuando apagué la televisión. Abrí mi computador para revisar mi mail. Me enteré que había muerto Sydney Pollack. Vi que Carlos me había enviado un mail:

Alberto.
attached you will find my American History homework assignment. It gives insight how the electoral college works, specially now with the 2008 very contested presidential race. This day has been wonderful, and thanks from the bottom of my heart for everything. I'm looking forward to see Death Valley tomorrow. I love you very much and it is always a pleasure to see you. Thanks for your support. Siempre me gusta verte y creo que este proyecto nos acercó y acercará mucho, lo que me da mucho gusto. Aún queda mucho por hacer, por contarte. Será un libro importante, al menos para mí. Te diría esto en persona pero me cuesta hablar de cosas que tienen que ver con los afectos.
Goodnight!
—--Carlos

Dios, pensé: cree que el libro sí se hará. No ha captado las señales.

Mañana tendré que decirle sí o sí.

¿Podré?

3

Estamos en el Ramada Inn de Barstow.

Estamos con shorts y poleras. El aire está seco, hirviendo; el sol ya se puso y nuestros pies están dentro del agua caliente del jacuzzi.

El silencio cada tanto se satura con los pasos de los trenes de carga unos kilómetros desierto adentro.

—Increíble el Valle de la Muerte —le digo.

—Increíble. Gran paseo. Me gustó haberlo conocido. Tantas veces que pasé cerca pero nunca me había desviado para conocerlo.

—Podríamos comer mexicano más tarde —le propongo.

—Vale.

Se produce un silencio que me incomoda.

—El paseo se está terminado, Alberto, y no hemos hablado del libro.

—No.

—Debemos aprovechar tu estadía acá en California para concentrarnos. ¿No crees? Quizás la próxima vez puedo ir a Los Ángeles y podemos trabajar en una biblioteca. La de UCLA estaría perfecta.

—Me parece una gran idea —le digo.

Pienso: es una mala idea, una muy mala idea.

— — —

—Me gustaría que el libro exista antes de que me vaya.

—¿Qué te vayas dónde?

—Me gustaría verlo, leerlo, en vida —me dice.

¿Qué me está diciendo...? Prefiero saltarme el tema, no picar. Tampoco creo que sea verdad. ¿O sí? Estará pensando en... Lo dudo. ¿Será chantaje emocional?

Igual le digo lo que tenía planeado, lo que quizás debí escribirle cuando tomé la decisión el 2005 y opté por escribir el guión de *Perdido* en vez de escribir *Missing*.

—No sé, Carlos. Las cosas tienen su ciclo.

—Así es.

—Debo estar conectado, embalado y... No tengo la capacidad de poder escribir de lo que no me interesa.

—Lo entiendo —me dice.

Creo que no entiende nada. O no quiere entender. No quiere entender.

—Mira: no sé cómo decírtelo pero la obsesión, de alguna manera, terminó.

Lo miro pero sus ojos están fijos en el agua iluminada, burbujeante.

—Digamos que se disipó.

—¿Entonces no hay libro?

—No, Carlos, no por ahora. No creo. No.

— — —

—Estaba ilusionado.

—Lo sé —le respondo—. Yo también lo estaba. Lo sabes, ¿no?

—Lo sé. ¿Es definitivo?

—Creo que sí.

—¿Por qué?

—Llevo ya mucho tiempo con el tema.

—¿Es eso?

—Es eso.

Empiezan a salir las estrellas pero el cielo sigue púrpura, granate; la brisa aumenta pero el calor no cede.

—Mira lo positivo: te encontré, nos encontramos todos. Estamos aquí, en Barstow. Un libro es un libro. Cada vez me cuesta más escribir, Carlos. Meterme en un libro de este tipo... Es mucho más energizante escribir a medias o trabajar en grupo. Es lo que quiero hacer por un tiempo. De ahí el tema cine.

—Podríamos hacerlo a medias.

—¿Cómo?

—Sigamos con la entrevista.

—Las entrevistas no resultaron mucho.

—¿No?

—No.

Abro un tarro de Arizona Ice Tea. Se lo paso. Lo toma pero no bebe. Abro mi Mountain Dew. Sorbo.

—Lo veo complicado, eterno; es un monte que no quiero escalar. Además, piensa en lo bueno: nadie lo va a leer. Lo que no está mal. Una de las cosas que me atrae de no escribirlo es justamente saber que algunos *no* lo van a leer.

Carlos no me responde; no hay demasiado que responder.

—Yo quería que algún día...

—Sí sé.

—Que mi historia quedara como una historia. Para que todo haya valido la pena.

—Valió la pena. Claro que valió la pena.

———

—Si uno ha tenido una vida buena, digamos, una vida plena...

Está tratando de convencerme, pienso. De verdad quiere que haga el libro.

¿Y si le digo que lo escriba él y yo se lo reviso?

—No digo que la mía no lo ha sido, pero una vida...

—...

—Una vida...

—¿... más rutinaria?

—Una vida que resultó.

—No me atrevo a definir lo que es una vida que resultó.

—Una vida que no te pesa. ¿Se entiende eso? Una vida que te gusta. Me gustaría sentir que todo valió la pena. Que al final al menos tuve un premio.

—¿Un premio?

—Me gustaría leer mi vida y ver dónde me perdí. Primera vez que dice perdido, que dice que se perdió.

— — —

—Tendrías que ayudarme.

¿Qué estoy diciendo?

¿Qué estoy haciendo?

—Lo que quieras.

—Vale, hagamos el libro. Hagámoslo.

—¿Sí?

—Sí. Por qué no.

¿Por qué no?

—¿Sí?

—Además, mejor terminar las cosas. Tengo un buen final. Un final feliz. Apareciste. Estabas vivo.

Por suerte está oscuro, por suerte sólo veo su silueta iluminada por los chorros de agua. Carlos parece que está emocionado. Miro las piezas del hotel. Alguien se asoma por la ventana.

—Te podría mandar un cuestionario, por ejemplo —le digo para empezar a entrar en terreno, para alejarlo de ese silencio espeso en que ingresan aquellos que empiezan a ver su vida como si de verdad fuera una historia.

—Te haré todas las preguntas que...

—¿Qué?

—Todas las preguntas que a veces uno no puede o no se atreve o no vienen al caso hacer en vivo. Cosas que quizás te molesten.

—Ya nada molesta.

—Te pueden doler. Irritar.

—I'm old, I'm free. Lo que más agradezco es no tener treinta, treinta y cinco, cuarenta. Es duro tener esa edad y no estar bien. Eso fue lo que provocó un poco mi debacle.

———

—Es más fácil estar mal, estar pobre, no tener mucho, cuando uno ya está viejo.

—¿De verdad crees eso?

—Los jóvenes tienen sueños, tienen deseos, pulsaciones, envidias, odios, ganas. Quieres ser parte de la vida y la vida no necesariamente quiere que hagas lo que quieres. La vida te impone reglas y no todas te gustan.

—Sí, pero...

—Estar lleno de trancas de joven es complicado; de viejo, puta, da lo mismo. Te acostumbras: es como el reumatismo, se transforman en parte de tus achaques. Ahora quiero estar tranquilo. No molestar y que no me molesten. El hecho de que no haga nada, y no tenga dinero para no hacer nada, no es tan malo. Es casi acogedor. Que nadie te hueve, que nadie te moleste. Ahora capto que no tener responsabilidades me ha salvado

—¿No te aterra un futuro que...?

—Lo aterrador es cómo fui. Creo que hice lo correcto. Lo que tenía que hacer era perderme. Y me perdí.

— — —

—Carlos, encantado me lanzo a terminar el libro, hacerlo, pero no puedo y no quiero si no aclaramos, aquí mismo, un par de cosas.

—OK, ¿cuáles?

—Lo primero es que el libro lo hago yo. Diré lo que quiero. Ese es el trato, el marco sobre el cual vamos a trabajar. ¿Entiendes eso?

—Sí.

—¿Entiendes lo que me estás cediendo?

—Mi vida.

—Tu historia.

— — —

—Quizás quedes mal, bien, más o menos. No sé. O una suma de todo eso.

—That's all right.

—Quizás no te guste el resultado final. Pero lo haré de buena fe. Este no será un libro por encargo. No nació así pero ahora lo que te pido para reiniciarlo es libertad y confianza total y no regrets.

—Acepto.

—Quizás te lo envíe antes de que salga en manuscrito. Y quizás, claro, puedes comentarme algo. Pero si yo digo que tú me pareces así o que creo que hiciste algo por tal motivo, tienes que respetarme. Para que esto resulte voy a tener que ser tú por un tiempo y eso, te confieso, me asusta. No sé si quiero andar por ese camino. Me da miedo perderme. No creo que suceda pero la idea me cruza la mente.

—No te vas a perder.

—No sé. ¿Estás de acuerdo con el trato? ¿Te parece?

—Me parece.

— — — —

—¿Crees que estuviste perdido? ¿Adrift?

—Por un tiempo sí. Pero la meta siempre fue enderezarme.

—OK, entonces puedo usar la palabra perdido. ¿Te perdiste? Dime.

—Sí. I was lost. I got lost gradually and then, eventually, I just lost myself.

—Te perdiste.

—Me perdí.

—Bueno saberlo —le digo, sonriendo.

Carlos mira el cielo. Un avión pasa muy arriba y deja una estela.

—La época que estuve más perdido fue cuando estuve en Los Ángeles con mi padres o cuando empecé a hacer tonteras, como robar. Fue mi peor época.

—¿Sí?

—Las cosas empezaron a mejorar una vez que me perdí, cuando partí. Cuando me liberé. Cuando decidí tomar mi propio camino y cercenar todo lazo con mi pasado, aunque me doliera.

—¿Te dolió?

—No tanto. Yo necesitaba libertad, a todo costo. El dejar mi gente, mi pasado, no me pareció tan doloroso o penoso. Sentí que apagaba un televisor ruidoso y gritón, con el que sin duda tenía un lazo, que me había acompañado por años, por un silencio nuevo. Por un mundo mío. Solitario, quizás, distinto, pero libre.

—Cortaste con todo y no miraste para atrás.

—Corté todo y a veces, claro, miraba para atrás. Pero era algo que tenía que hacer. Sé que he hecho muchas cosas mal, sé que quizás me he farreado mi vida, que para muchos soy un loser, un perdedor, alguien que claramente no tiene muchas cosas.

—¿Qué cosas?

—No tengo nada material, realmente. No tengo propiedad, mujer, hijos... perros... no tengo una obra como tú... no tengo una empresa... me he ganado la vida pero no he ganado mucho y no he ahorrado mucho... mis trabajos han sido más bien anónimos; otros lo pudieron hacer, nadie me va a recordar...

—Yo te voy a recordar.

—Sí sé.

— — —

—¿Cómo te ves ahora?

—Me parece que mi vida es más digna que la de muchos. Creo que dejé de dañar a otros. Alguna gente, como yo, debe renunciar a los otros para no dañarlos. Lo que no todos saben es que aquellos que hemos dañado a otros también nos dañamos. Quedamos dañados para siempre. Si yo corté lazos con la familia no fue tanto contra ellos sino a favor mío.

—¿Cómo así?

—Necesitaba dejar de ser quien era. Necesitaba dejar de sentir el odio-desprecio-cansancio-vergüenza de ellos hacia mí. Pero más que nada necesitaba dejar de depender de ellos.

—¿Depender de que? ¿Económicamente?

—Ellos estaban ahí para levantarme. Lo sabía, lo tenía claro. Me acogieron cuando caí la primera vez... llegué a su casa y al final...

—¿Los traicionaste?

—No sé si los traicioné. Necesitaba escapar, huir. Y no tuve paciencia. En vez de estar tranquilo, me robé el Cadillac. Y sí, los decepcioné. Ese es otro secreto, el tipo de cosas que uno aprende en la cárcel o con aquellos que perdieron, con aquellos que terminaron fallando en todo.

—¿Qué secreto? ¿Qué se aprende?

—La decepcion y vergüenza que sienten los padres por gente como uno. El cansancio, el hastío, la pena. El odio que uno siente por ellos por querernos, por salvarnos, por odiarnos, por estar decepcionados, por mirarnos con esos ojos.

—Una suerte de círculo vicioso

—Viscoso. La peor gente que conocí tenía alguien que los salvaba, quería, tendía una mano. Algunos dicen que el amor te salva, el amor protege. El amor para nosotros es una protección: un refugio momentáneo. El amor de mi mamá, por ejemplo, terminó trayéndome más problemas. Yo necesitaba caer, caer, que no me recogieran. Y creo que caí. Una vez que me quité todas esas redes, quedé más libre. When you are on your own, when you can't call anyone, when you can't ask for help, you die or you live. You manage. I managed. Sobreviví. A medias, apenas, quizás, pero tan, tan mal no estoy. Creo que estoy mejor que muchos de los tipos que he conocido en el camino.

———

—¿Cuál crees que ha sido uno de tus grandes errores?

—That's an easy one. Haber regresado a Orange County, a El Toro. Esa vez que nos vimos. ¿Te acuerdas?

—Me acuerdo. Me llevaste a ver *Missing*.

—El error fue volver a empezar a ser hijo, a depender de un papá que te detesta y quizás con razón y una madre que siente pena, que llora en el baño, que se siente superada. A mi padre no lo quise pero entiendo que estuviera decepcionado. Puta, si yo estaba decepcionado de mí, no lo iba a estar él. Y mi mamá... me rompía el corazón ver cómo se lo quebraba y se lo volvía a quebrar. Entendí que nunca —nunca— podría liberarme de ellos o ellos de mí. Y no me quería matar. Así que hice algo parecido.

—Desaparecer.

—Cortar con todo.

—Cortar con todo.

—Mejor romperle el corazón de una que de a poco. Es el agote lo que mata. La rutina. Si los matrimonios cagan por la rutina aburrida, imagínate lo que hace una rutina alterada, intensa, donde siempre todo, todo, está al quiniento por ciento. Imagínate lo que es tener un hijo que cae y cae, y se levanta y se resbala, a cada rato. Pensé matarme, claro que sí. ¿Cuántos tipos he conocido que se mataron? Si uno anda por este lado de la vereda, conoce mucha gente así. Todos caen cuando alguien se quiere hundir. Pero no me quería matar. La angustia no era tanta. Tampoco quería vivir escondido en las drogas, el alcohol, caer en todo tipo de autoinflicciones: infectarme de sida a próposito, pasar tirado en la cama sin lavarme, quemarme con cigarrillos, no parar de ver pornografía. Todo eso lo conocí de cerca, más cerca de lo que quisiera. He hecho cosas horribles con tal de salvarme-hundirme. Cosas que nunca te diré porque no deseo recordarlas, porque no puedo ni debo recordarlas. Hasta que capté que lo que tenía que hacer era morir pero seguir vivo. Desaparecí. Ese fue mi regalo, mi sacrificio. Dejé de estar: no les daba alegrías, no les llevaba nietos o dinero o fama o incluso mi propia persona. Me consta que descansaron. Desparecí: para la sanidad de ellos y para conquistar la libertad que nunca tuve.

—¿La libertad?

—Ser nadie sin que nadie te lo diga no es tan malo. Yo vivo así y a veces la paso bien, no tengo apretado el corazón o los dientes. Vivo a mi manera, y no tan mal.

—Mi abuela. Tu madre. ¿No crees que sufrió al no saber dónde estabas?

—Algo. Pero pudo vivir. No se mató ni quería que lo hiciera. De verdad creo que más le dolió que se muriera su marido. Pero la gente aprende a sobrevivir y ella sobrevivió. Era una mujer fuerte. Yo dejé de estar y sí, la hice sufrir. Lo sé. Mira, todos hemos sufrido. Pero todo el mundo lo hace. Nada nuevo ahí.

El silencio se llena de más silencio y la brisa tibia se detiene. Lo miro y luego miro el agua. En ese momento exacto capto que el libro de Carlos, el libro de mi tío desaparecido, ya está escrito. Sonrío aliviado. Carlos me mira, a pesar de que no le he dicho nada, sé que sabe que lo haré. Me sonríe, me toca la mejilla, me revuelve el pelo.

El largo viaje ha llegado a su término, el caso se ha cerrado.

Por fin.

Alfaguara es un sello editorial del Grupo Santillana

www. alfaguara.com

Argentina
Av. Leandro N. Alem, 720
C 1001 AAP Buenos Aires
Tel. (54 114) 119 50 00
Fax (54 114) 912 74 40

Bolivia
Avda. Arce, 2333
La Paz
Tel. (591 2) 44 11 22
Fax (591 2) 44 22 08

Chile
Dr. Aníbal Ariztía, 1444
Providencia
Santiago de Chile
Tel. (56 2) 384 30 00
Fax (56 2) 384 30 60

Colombia
Calle 80, 9-69
Bogotá
Tel. (57 1) 635 12 00
Fax (57 1) 236 93 82

Costa Rica
La Uruca
Del Edificio de Aviación Civil 200 m al Oeste
San José de Costa Rica
Tel. (506) 22 20 42 42 / 25 20 05 05
Fax (506) 22 20 13 20

Ecuador
Avda. Eloy Alfaro, 33-3470 y Avda. 6 de
Diciembre
Quito
Tel. (593 2) 244 66 56 y 244 21 54
Fax (593 2) 244 87 91

El Salvador
Siemens, 51
Zona Industrial Santa Elena
Antiguo Cuscatlan - La Libertad
Tel. (503) 2 505 89 y 2 289 89 20
Fax (503) 2 278 60 66

España
Torrelaguna, 60
28043 Madrid
Tel. (34 91) 744 90 60
Fax (34 91) 744 92 24

Estados Unidos
2023 NW 84th Avenue
Doral, F.L. 33122
Tel. (1 305) 591 95 22 y 591 22 32
Fax (1 305) 591 91 45

Guatemala
7ª Avda. 11-11
Zona 9
Guatemala C.A.
Tel. (502) 24 29 43 00
Fax (502) 24 29 43 43

Honduras
Colonia Tepeyac Contigua a Banco Cuscatlan
Boulevard Juan Pablo, frente al Templo
Adventista 7º Día, Casa 1626
Tegucigalpa
Tel. (504) 239 98 84

México
Avda. Universidad, 767
Colonia del Valle
03100 México D.F.
Tel. (52 5) 554 20 75 30
Fax (52 5) 556 01 10 67

Panamá
Vía Transísmica, Urb. Industrial Orillac,
Calle segunda, local #9.
Ciudad de Panamá
Tel. (507) 261-2995

Paraguay
Avda. Venezuela, 276,
entre Mariscal López y España
Asunción
Tel./fax (595 21) 213 294 y 214 983

Perú
Avda. Primavera 2160
Surco
Lima 33
Tel. (51 1) 313 4000
Fax. (51 1) 313 4001

Puerto Rico
Avda. Roosevelt, 1506
Guaynabo 00968
Puerto Rico
Tel. (1 787) 781 98 00
Fax (1 787) 782 61 49

República Dominicana
Juan Sánchez Ramírez, 9
Gazcue
Santo Domingo R.D.
Tel. (1809) 682 13 82 y 221 08 70
Fax (1809) 689 10 22

Uruguay
Constitución, 1889
11800 Montevideo
Tel. (598 2) 402 73 42 y 402 72 71
Fax (598 2) 401 51 86

Venezuela
Avda. Rómulo Gallegos
Edificio Zulia, 1º - Sector Monte Cristo
Boleita Norte
Caracas
Tel. (58 212) 235 30 33
Fax (58 212) 239 10 51

Este libro se terminó de imprimir
en el mes de septiembre de 2009,
en los talleres de Salesianos Impresores S.A.,
ubicados en General Gana 1486,
Santiago de Chile.